大腸直腸癌
關鍵50問

臺北醫學大學附設醫院
醫學院外科學科教授 **魏柏立**——著

腫瘤個案管理師 陳雅雲——執筆

目次

PART 1

破解大腸直腸癌治療的擔心與不安——17

PART 2

關於大腸直腸癌的多元化治療——71

PART 3

及早發現，及早治療

PART 4

遠離大腸直腸癌有撇步

破解民眾對大腸直腸癌的迷思——認真面對，積極治療

根據國民健康署公佈的癌症統計資訊，近十年來大腸直腸癌每年新增個案不斷攀升，年年蟬聯榜首，加上媒體及網路的宣導，大多數民眾對「大腸直腸癌」這名詞並不陌生，更由於許多名人罹病，也大幅提高大眾對腸癌的警覺。

與魏醫師共事以後，才瞭解為何多年來他深受患者信賴，舉凡看診時的耐心聆聽、術前謹慎地評估、完整的病情解說，皆是其多年行醫的堅持；為了讓病患、家屬安心，魏醫師從影像診斷、手術過程、風險、併發症等，都會逐一說明，讓病家對病況完整瞭解，達到賦權病家的境界，建立醫病間的信心。

魏醫師術德兼備、視病猶親，都讓患者安心地接受他的照護；秉持著同樣的堅持與熱忱，魏醫師嚴謹地自我要求，持續鑽研國內外新知、發表

學術文章，主持、參與國家級研究計畫，堅持讓臺灣的大腸直腸癌治療與國際同步，走在醫界尖端。

看到坊間太多似是而非、以訛傳訛的訊息，魏醫師主動在繁重臨床服務、行政、教研的工作之餘，將其寶貴的臨床經驗、專業知識透過文字與社會大眾分享。魏醫師的這本書——《大腸直腸癌關鍵50問》，跳脫一般醫學書籍的框架及艱澀的醫學名詞，以淺顯又不失專業的說明，將治療方式、篩檢的重要、保健預防方法等正確資訊傳遞給民眾；也讓罹病的患者與家屬，安心且積極接受正統的醫療，我非常誠心推薦本書給各位。

臺北醫學大學附設醫院院長

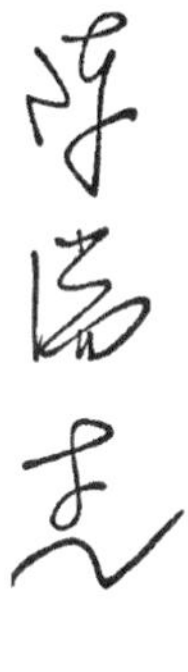

大腸直腸癌不可怕——預防重於治療

癌症是現今文明社會中最重要的疾病，其中大腸直腸癌更是近九年來台灣惡性腫瘤之首，依二〇一〇年國民健康署的公告，每年有一萬四千個大腸直腸癌新診斷病例，並且有超過四千五百個人死於大直腸癌。

我們都希望所有的事情能防患於未然，面對腸癌的治療更是如此。和其他癌症相比，早期透過糞便潛血檢測及大腸鏡檢查，其實這個惡疾是可以早期發現、早期治療的。以今日各種先進的醫療儀器，加上外科醫師手術技術的精進和蓬勃發展的腹腔鏡，以及達文西機械手臂顯微手術方式，再配合化學治療及標靶藥物的靈活運用，大腸直腸癌患者的治癒率其實遠比其他癌症高出許多，不再是不治之症。因此，面對這個已連續九年居於國人罹癌榜首的疾病，我們還有什麼理由不積極面對呢？

魏醫師是國內大腸直腸癌最優秀的外科醫師之一，除了專業素養及手術技術為醫界中的佼佼者以外，他對患者耐心傾聽及詳盡解說的方式，更是所有患者家屬推崇他的原因，也是我在患者需要外科醫師協助時，十分願意推薦給患者的首選醫師。此外，魏醫師除了在其專業領域有所成就，更努力於癌症學術研究及教學，這也是為什麼他能整理出這麼詳盡完整的衛教用書。

非常高興看到魏醫師在百忙中做了這個努力。這本《大腸直腸癌關鍵50問》，除了教導民眾該如何從各種面向去認識大腸直腸癌，更以各種實際案例及圖片說明，帶出各種治療結果及治療後的照護及保健之道；而貫穿整本書的不僅是專業治療的理念，魏醫師更要傳達一個重要的觀念——積極面對腸癌。這是一本有系統且容易理解的醫療書籍，書中明確地指出了大眾對於腸癌所關心的各種關鍵問題，非常值得一讀，我也非常樂意為大家推薦這本好書。

臺北市立萬芳醫院 委託財團法人臺北醫學大學辦理 院長

連吉時

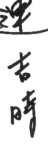

這是容易理解，有助於醫療的一本書

自二〇〇九年起，大腸直腸癌在癌症發生率的排名即躍為第一，當年發生人數有一萬二千四百八十八人，二〇一五年增為一萬五千五百七十九人增加了二十四點八％，二〇一六年死亡人數更達到五千七百二十二人。大家在面對死亡議題時，總有強烈的恐懼感，這是人之常情，而癌患或家屬更是聞癌色變，對癌症許多無法獲得答案的疑惑，感到沮喪害怕。

身為癌症專科醫師的我，能深深體會病患與家屬這種心理負擔。面對醫院裡與日俱增的癌友們，除了希望能幫助他們重獲健康，確保有尊嚴的生活品質之外，亦希望能進一步為社會上更多人提供正確的癌症預防、保健觀念，以降低癌症對國人的生命威脅。今天，我非常高興能見到魏柏立醫師做了這方面的努力。

魏醫師是我臺大的小學弟，現為臺北醫學大學醫學院外科學科教授，特別是在大腸直腸及肛門疾病的治療上有獨到的專業。他的外科技術是外科界中的翹楚。魏醫師對每個開刀的病患，在手術前定會詳細說明，並針對病患提出的問題給與完整的答覆。這次他在書中歸納整理了有關腸癌的五十個常見問題，從病理結構開始講解，到攝影、超音波、影像的正確分期觀念；病患存活率的長短、化療、放療、標靶治療、個人化治療、與姑息療法等不同療法的詳細介紹。

本書除了用深入淺出的輕鬆筆調以問答的簡易方式呈現，帶領大家一窺腸癌的面貌之外，最重要的是作者在書中傳達了一個重要的觀念：癌症並不可怕，勇敢積極地面對接受治療，才是唯一的王道。

這是一本容易理解，有助醫療的書籍，幫助大眾瞭解腸癌的所有關鍵問題。我在這裡鄭重推薦這本值得一讀的好書。

臺北醫學大學台北癌症中心院長
中央研究院院士 彭汪嘉康

讓大眾深入瞭解腸癌的一本好書

過去腸癌好發年齡多為五十歲以上較年長的民眾，但可能是國人飲食習慣、生活型態及各種環境因素的改變，近年來罹患腸癌的病友年紀似乎有逐漸下降的趨勢，因此，如何讓民眾瞭解這個疾病及提高警覺去預防，是魏柏立醫師撰寫這本《大腸直腸癌關鍵50問》的最大用意。

魏柏立醫師與我共事多年，個人非常肯定魏醫師在大腸直腸癌專業領域的努力與付出。雖然魏醫師本身是一位手術技術高超純熟的外科醫師，但他對於病患的照顧猶如內科醫師般細膩，強調對患者的治療要有全面性規劃，並重視多科整合治療的重要性，在治療前更會對病人及家屬做完整的教學式投影片病情說明，讓患者及家屬除了瞭解病情外，更能提高對醫師及整個治療團隊的信心，因為在醫病關係良好及信任的前提下，抗癌之戰才能得到良好的成果。

魏醫師本身除了在臨床上有專業豐富的治療經驗及成果，在學術研究及教學方面的努力也是不遺餘力，更領導參與國內外多項大型臨床試驗，因此非常瞭解一般民眾及病友、家屬們的徬徨、恐懼與無助，也深信腸癌防治觀念的教育及宣導，應該要像教導學生一般，將癌症等相關醫學常識，以易懂、貼近人心的方式推廣於社會當中，讓國人能對大腸直腸癌等疾病更加瞭解。

這本《大腸直腸癌關鍵50問》，以循序漸近的方式及魏醫師臨床上治療的個案為例，說明大腸癌及直腸癌的異同、多樣化和多科整合的治療模式，以及治療中、治療後的追蹤及保健知識，是一本輕鬆易讀，並能帶給民眾正確觀念與豐富知識的好書，本人極力推薦並與各位讀者分享。

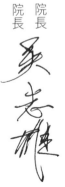

謹致

財團法人 恩主公醫院 院長
前臺北醫學大學．衛生福利部雙和醫院 院長

再版自序

目前，坊間以大腸直腸癌治療為重心的書籍並不多見，可能是比較不討喜且讀者較少，因此出版社願意出版這樣的書籍是非常有勇氣的，尤其是願意再版。經過這幾年，國內腸癌患者仍居十大癌症榜首，因此希望能藉此機會重新整理審視書中內容後，能傳遞一些理念、想法及新的資訊給社會大眾，也能讓現階段正接受治療的民眾更正向積極地面對這個疾病。

過去三十年，癌症一直是國人十大死因的首位，但各種癌症的發生率隨著國人生活作息和飲食習慣的改變也產生了變化，依據衛生福利部最新的資料顯示，大腸直腸癌已經連續九年高居年度新診斷癌症人數的首位，因此，大腸直腸癌的防治是衛生福利部這幾年來的重要任務之一。而近幾年來，也因多位公眾人物罹患大腸直腸癌，經媒體傳播露出及宣導，也讓國人對這個疾病的警覺性愈來愈高。

大部份疾病的防治都可以從三個階段來考量：一級防護（primary

prevention）的層面上，必須教育民眾遠離疾病的危險因子；二級防護（secondary prevention）的層面上，必須在疾病的初期就能夠早期診斷及早期治療；三級防護（tertiary prevention）的層面上，提供病患正確的治療，並減少治療引起的副作用及合併症。

在一級防護方面，目前坊間已經有許多書籍在提醒民眾注意大腸直腸癌的危險因子，例如：紅肉及動物性脂肪、低纖維的食物，會增加罹患大腸直腸癌的風險，而較高的體能活動量，已被證實可降低大腸直腸癌的發生。因此，藉由飲食習慣及生活方式的改變，應該可以降低大腸直腸癌的發生率。

在二級防護方面，國民健康署也不斷的提醒民眾癌症篩檢的重要性，並把大腸直腸癌的篩檢年紀，從原本的五十至六十九歲增加為五十至七十四歲，但目前接受篩檢和進一步檢查的民眾比例仍低，因此還需要努力。至於醫生的責任則是在三級防護方面，提供病患正確的治療建議並減少治療引起的副作用，期望讓病患能從疾病中康復。

現今的醫療強調的是實證醫學（evidence based medicine），單一個案的治療經驗可能不見得適合於大部份的病患。但對於一般不具醫療背景的民眾而言，實證醫學的資料太多且艱深繁雜，很難在短時間內完整瞭解並吸收；因此，對民眾來說，以個案的治療經驗及圖表、影像說明是比較容易閱讀的。

另外，也期望民眾不要道聽塗說，介紹他人治療方法及療效（尤其是另類療法）是不貼切及不負責的做法，因為容易造成患者或家屬的壓力。

在這本書中，我以實證醫學的基礎再利用自己治療的病患實例，去闡明在不同病況下的大腸直腸癌應該如何面對，希望能夠盡一己之力來幫助大腸直腸癌的癌友及家屬。

PART 1

破解大腸直腸癌治療的擔心與不安

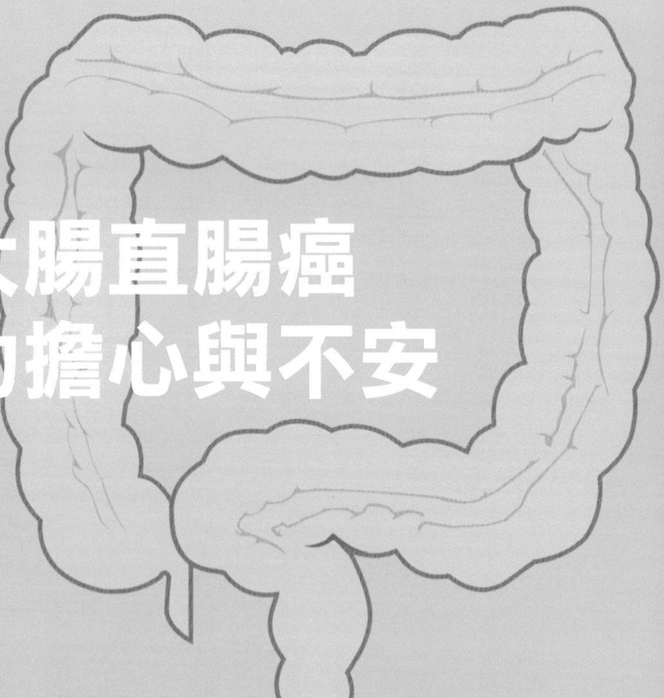

Q 1

得到大腸直腸癌，終生都要揹著人工肛門？

大腸癌不等於直腸癌，兩者治療不全然相同，大腸癌患者大多不需要做人工肛門，而現今即使是直腸癌患者，需要做永久性人工肛門的比例也很低。

為什麼本書的第一個問題不是告訴大家什麼叫做大腸癌直腸癌？因為在我二十多年的行醫過程中，每當我告知病人大腸鏡檢查時發現了惡性腫瘤，需要進一步檢查，然後進行開刀手術，通常患者及家屬最擔心的一個問題就是：「需不需要裝人工肛門？」。答案是：絕大部分都不需要。

大腸癌與直腸癌的治療截然不同

臨床上看過很多案例，在醫師告知患者病情的同時，多半的人會立刻如同戰敗的士兵，逃離所有的檢查及治療，只因為他們以為自己將終身揹著糞袋（人工肛門）過一生，這是非常可惜的一件事。

以現今精密新穎的手術醫療儀器及手術技術來說，大腸癌需要做到人工肛門的比例非常低，除非是因為腫瘤太大造成急性腸阻塞，或有腫瘤破裂情形產生，這時候就必須施行緊急手術；如果在手術過程中發現大腸腫瘤因為過大或破裂無法完全清除時，此時就可能先施行暫時性人工肛門。不過，現在的民眾對於癌症防治已普遍提高警覺，加上國民健康署極力推行大腸癌篩檢政策，發生這種狀況的案例已不多見。

直腸癌要做人工肛門的比例極低

跟大腸癌比起來，直腸癌的治療是較麻煩的，因為直腸腫瘤離肛門口較近，在以往的年代醫療儀器及手術技術不若現在進步，而且有許多的治療模式未臻成熟，因此手術治療相對困難，切除肛門及直腸的機率非常大，以至於許多的直腸癌患者需要施行永久性人工肛門。

但近年來醫療儀器、手術技術及治療模式已有長足進步，直腸癌患者需要施行永久性人工肛門的比例已大幅下降；在我近六年的治療經驗裡（民國一〇〇至一〇六年），直腸癌的患者約有二百一十位，其中需要做到永久性人工肛門的僅有三位，而需接受暫時性人工肛門的也不到二十%，即每十位直腸癌患者中，僅有一到二位患者需要做到暫時性人工肛門，民眾其實不需過度恐慌。

知識便利貼

大部分的大腸直腸癌在經過適當的治療後，疾病都可以獲得良好的控制。而現今直腸癌患者需進行肛門切除手術及做永久性人工肛門的機率更大幅降低，目前透過醫學工具的進步及個人化的治療，保留肛門機會大幅增加，所以要早期發現並治療直腸癌，就不用終生揹著人工肛門。

備註：一般人稱為的人工肛門，醫學名稱為「腸造廔」，為求統一，本書內容統稱為人工肛門。

Q2 大腸癌、結腸癌、直腸癌都一樣嗎？

在醫學上，一般民眾所說的大腸癌即泛指「結腸癌」。很多人都認為大腸、結腸、直腸都是腸道，只要長了腫瘤，治療上應該都一樣。其實，大腸與直腸因構造與生理功能不同，所以治療方式不完全相同。

人體消化系統從口腔開始，由上到下依序為食道↓胃↓小腸↓大腸↓直腸↓肛門。在醫學上，大腸、直腸、肛門，即為所謂的下消化道，屬於消化道最後一段相連的管子，是糞便經過或儲存的地方。

大腸指的是ㄇ字型結腸

一般民眾所說的大腸，在醫學上指的就是結腸，所謂的大腸癌就是結腸癌。結腸位處於腹腔，從右下腹的迴盲瓣以下開始連接盲腸，往上延伸

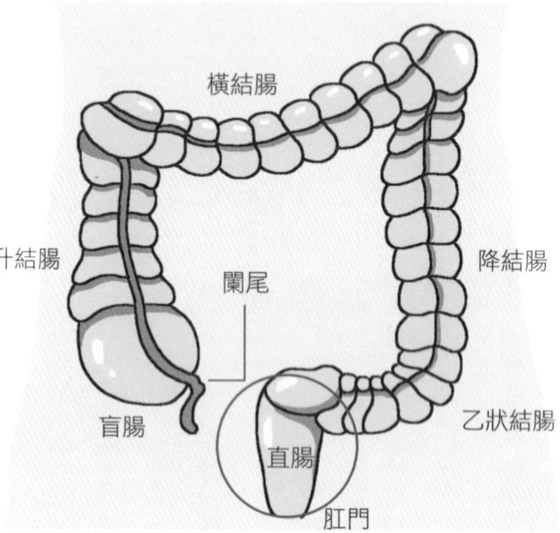

▲圖 1：ㄇ字型結腸

後稱為升結腸；接著再向左邊橫跨整個腹部稱為橫結腸；然後向左下腹下降稱為降結腸；再連接乙狀結腸，最後才是直腸段、肛門口。

這一大段腸道就是「結腸」（自盲腸至乙狀結腸），總長度約一百二十至一百四十公分，它以ㄇ字型占據了腹部的四周（見圖1），主要作用是吸收經人體利用後剩下的食物殘渣、水分、電解質等，然後慢慢形成糞便。

大腸癌就是結腸癌

當結腸的任一個部位長了惡性腫瘤，就稱為結腸癌。若再加以細分生長位置，就會以該位置作為腫瘤名稱，例如：腫瘤長在升結腸處，就稱為「升結腸癌」；長在乙狀結腸處，就稱為「乙狀結腸癌」。

直腸癌是生長在直腸處的癌症

直腸則是連接於乙狀結腸和肛門間的一小段腸道，長度約十二至十五公分（如圖1），最主要的作用是貯存糞便，若是腫瘤生長位置在直腸處，則稱為「直腸癌」。

雖然在醫學上直腸、肛門也隸屬於下消化道。但因為直腸的生理構造與大腸不同，所以這個部位長了腫瘤時，即使經過完整治療，它在局部復發的機率比結腸癌高，所以治療時除了要顧及肛門功能的保留，更要兼顧降低局部復發的機率。因此每次當醫生在跟患者強調大腸癌或是直腸癌時，不是醫生吹毛求疵或咬文嚼字，而是這兩種癌治療方式很不同。

知識便利貼

結腸、直腸同屬下消化系統，結腸（大腸）在腹腔內，呈現ㄇ字型，是吸收不被身體吸收的殘渣水分、電解質，慢慢形成糞便。直腸則是消化道的最尾端，連結肛門括約肌，主要作用是貯存糞便。

備註：為求內容統一，本書結腸癌用詞全部統稱為大腸癌。

Q3 確定罹癌後，為何還要做一堆檢查才能治療？

部分患者在得知罹癌時，會很擔心嚴重程度及癌症轉移，於是對接下來要進行的各項檢查，顯得坐立不安，甚至覺得麻煩。其實這些檢查可讓醫師判定癌症臨床分期，才能依照治療準則安排最適當的治療方式。

案例分享：葉女士

由腸道轉移的肝臟腫瘤

患者中有一位葉女士，在常規健康檢查時做了大腸鏡，發現乙狀結腸處有一顆二公分大的腫瘤，經切片後確認是癌症。葉女士非常焦慮，對我們安排的一系列檢查覺得會延誤到治療，一直要求我直接進行手術切除；但我堅持必須進行腹腔內其他器官及肺部的檢查評估，而且詳細對她解說檢查的重要性。

經檢查後，在肝臟部位發現另有一顆腫瘤，依腫瘤型態判定，高度懷疑是屬於轉移性腫瘤，所幸再經其他精密影像學檢查，確認其他部位沒有病灶，該肝臟腫瘤僅為單一性轉移，且可以採手術切除。最後，我為葉女士安排手術，在單一手術中，同時切除腸道及肝臟腫瘤。而手術後最終的病理報告，也證實肝臟腫瘤的確是由腸道轉移而來。

當患者被醫師告知罹患大腸直腸癌的時候，患者及家屬會關心的問題通常是病情的嚴重性：是第幾期？有轉移嗎？同時也會非常急迫的希望趕快將壞東西開刀移除。

應將所有檢查項目完成後再進行治療

大腸直腸癌的治療模式已有一定的治療準則，這些治療模式及治療準則的訂定，是根據數十年來國內外許多臨床經驗及研究結果而來。當患者做了大腸鏡或直腸鏡發現腫瘤，且確診為癌症後，醫師會再安排其他檢查，目的是為了要做較精準的癌症臨床分期，再依照各癌症期別的治療準則為病人安排最適當的治療方式。

這些檢查包括：胸部X光、腹部超音波、電腦斷層、下消化道攝影、骨盆腔核子照影，甚至是直腸超音波或正子攝影。以上各項檢查，除了用來確認腫瘤在腸道內的位置外，還可判定腫瘤侵犯腸道的深度、有無淋巴結侵犯、有無其他器官轉移等等。所以在確定罹患癌症時，千萬不要亂了陣腳，要依照醫師的安排，將所有的檢查項目一一完成，再進行後續的治療。

知識便利貼

確診罹癌後，詳細縝密的完整檢查，可確定臨床分期及有無遠端器官轉移，接著才能設計完整的治療方向，有些患者可能僅需要手術治療，有些則可能先接受藥物治療再手術。完整的評估不僅讓患者的傷害降低，更能提高患者的生活品質。

Q4

大腸直腸癌治療前各項檢查的目的？

在確定患者罹患大腸直腸癌時，醫師會安排一系列檢查，每種檢查均具有其診斷角色，因為根據這些檢查後資料，才能決定治療的方式及優先順序，所以不要擔心檢查過程會延誤病情，準確的判定病情，才能訂定正確的治療方向。

大腸直腸癌患者經病理切片報告確診後，應該盡快接受下列的檢查：

胸部X光檢查

除了作為手術前的心肺基本評估以外，更重要的是扮演評估有無肺臟轉移的角色。如果初步的胸部X光檢查發現有可疑病灶，經判定像惡性腫瘤，醫師則會依照病灶的位置、病灶數量的多寡及病灶的大小，決定是否需要加做胸部的電腦斷層檢查，甚至安排肺部病灶的切片。

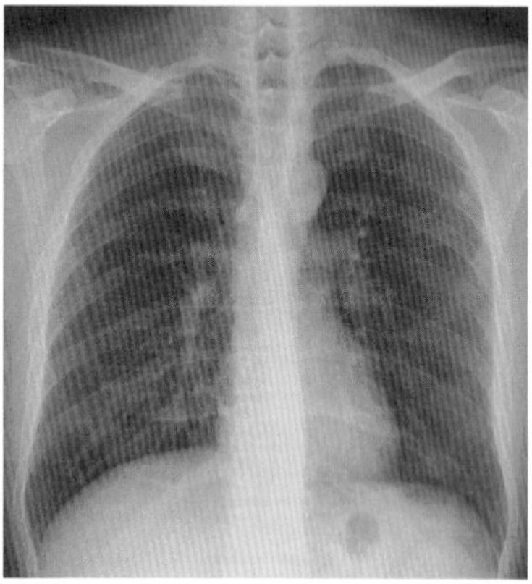

▲一位民眾正常的胸部 X 光影像。

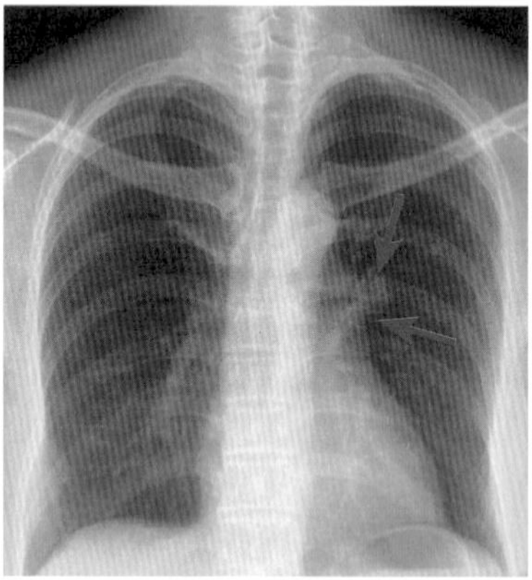

▲一位患者的胸部 X 光影像，箭頭處顯示有一顆不正常病灶。

因為腸癌患者肺部若發現腫瘤，除了要高度懷疑是轉移而來，也該謹慎考慮原發性肺癌的可能性，所以必要時須做病理切片分析其細胞型態，因為原發性肺癌和轉移性腫瘤，在治療上及用藥截然不同。

腹部超音波檢查

主要是檢查腹部內肝臟、膽囊、胰臟、脾臟等器官結構上有無異常，例如：脂肪肝、肝硬化、肝臟腫瘤、膽囊炎、膽結石、膽囊瘜肉、胰臟炎、胰臟腫瘤等等。而在大腸直腸癌患者中，最容易發生遠端轉移的器官就屬肺臟及肝臟，所以會以腹部超音波檢查來初步評估是否有肝臟轉移的情形，如果有異常發現，則再安排電腦斷層或核磁共振檢查。

該項檢查沒有輻射線的缺點，但檢查過程

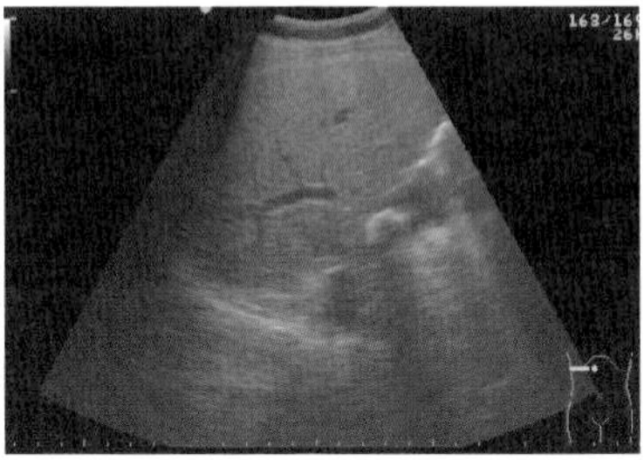

▲一位民眾正常的腹部超音波檢查，肝臟部位的影像。

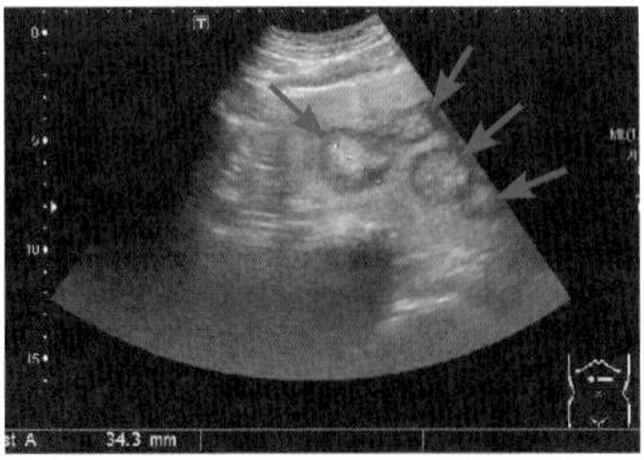

▲一位患者的腹部超音波檢查，在肝臟部位的影像，箭頭處顯示有多顆不正常病灶。

中，可能會受到腸道內氣體的阻絕，另外也會有某些檢查角度的限制而影響檢查的準確性。在檢查前需要禁食，一般需空腹六至八小時以上，檢查完馬上可進食。

電腦斷層檢查（Computed Tomography, CT）

電腦斷層攝影是一種結合X光與電腦科技的診斷工具，利用電腦將資料組合成身體橫切面及縱切面的影像，這些影像可再進一步重組成精細的3D立體影像，提供腫瘤位置的訊息給醫師進行判斷，因此電腦斷層已成為目前普遍使用的檢查方式。

電腦斷層攝影對於許多部位的問題，例如：頭部、胸部、腹部與脊椎是很好的診斷工具，而對許多器官的腫瘤，例如：肺臟、肝臟、

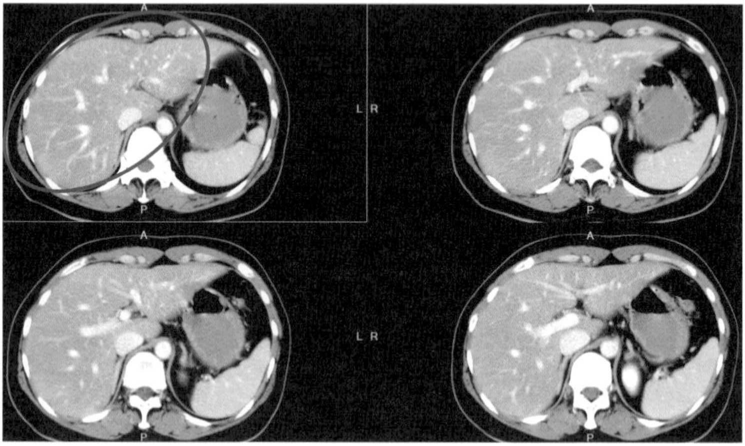

▲一位民眾腹部電腦斷層檢查影像，共四張影像都顯示肝臟部位正常。（圈起來處為肝臟部位）。

胰臟腫瘤，也能夠藉由這個檢查來確定腫瘤位置及測量大小；對腫瘤周圍組織的侵犯程度、淋巴結侵犯的數量也能提供重要的訊息。而在大腸直腸癌患者中，醫師最主要希望由這項檢查判定是否有無肝臟或肺臟的轉移。

目前醫學已知，當腫瘤細胞轉移至肝臟或肺臟破壞了這些器官的功能，是造成大腸直腸癌患者離開人世的主要因素，因此透過電腦斷層的檢查結果，能夠幫助醫師判斷患者是否有這些重要器官的轉移，患者應該先手術治療？或採用其他治療方式？

骨盆腔核磁照影（Magnetic Resonance Imaging, MRI）

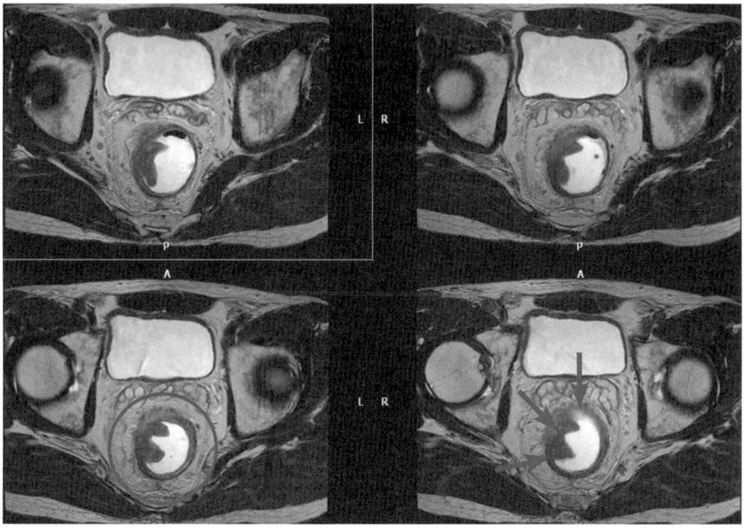

▲一位直腸癌患者的骨盆腔核磁照影檢查的影像，共四張影像，主要在評估直腸腫瘤侵犯範圍及深度，以及是否有淋巴結侵犯。(圈起來處為直腸橫切面，而箭頭處黑色尖狀凸出部位是腫瘤)。

核磁照影就是所謂的磁振造影，是運用無線電波脈衝的方式，激發體內水、脂肪中的氫原子，使其產生共振發生磁場變化，進而產生不同強度的信號後所製造出的影像。而透過電腦影像處理後，可以呈現人體內部器官、組織及病灶的3D立體切面影像，提供病灶良好的組織對比及精確的解剖位置判斷，對於腦部、脊髓神經系統、脊椎、骨骼、關節、肌肉、腹腔、骨盆腔的實質器官、女性患者的乳房及生殖系統等，皆能達到精確的診斷。在檢查過程中並未使用輻射線，因此無輻射傷害。

在大腸直腸癌患者中，骨盆腔核磁照影檢查主要會針對直腸癌患者，因為醫師希望由這項檢查判定直腸腫瘤侵犯腸壁的深度，以決定直腸癌患者需不需要進行手術前的放射治療及化學治療，因為根據多年的臨床研究，當直腸腫瘤侵犯的範圍超過腸壁時，或懷疑腫瘤附近有淋巴結的轉移時，在手術前先接受放射及化學治療能使病況得到改善。

知識便利貼

判斷大腸癌的期別需要安排各項檢查，生長位置及臨床症狀的不同會影響檢查的工具，因此每一位大腸直腸癌的檢查項目會有些許不同。

・大腸直腸癌檢查工具簡介・

胸部X光檢查	・手術前的心肺基本評估 ・檢查是否有肺臟轉移	
腹部超音波檢查	・評估是否有肝臟轉移	這項檢查的優點是沒有輻射性干擾。檢查時會受到腸道內腸氣的阻絕，會出現某些角度檢查不到，影響到檢查的準確性。
電腦斷層檢查	・檢查腫瘤侵犯程度 ・評估是否有肝臟或肺臟轉移	這是目前最普遍使用的檢查方式之一。
骨盆腔核子照影	・檢查直腸癌腫瘤侵犯程度 ・檢查腫瘤附近有無淋巴結轉移	這項檢查主要應用在直腸癌的患者。
直腸超音波	・檢查直腸癌腸壁侵犯深度	檢查準確性會因不同醫師的執行而有所影響。

製表人：魏柏立

Q5 大腸直腸癌的癌症分期怎麼分？

對於各種癌症的腫瘤分期及其定義，醫學界已早有共識，大腸直腸癌也不例外。這些分期是依據「美國癌症協會」（American Joint Committee on Cancer, AJCC）和「國際抗癌聯盟」（Union for International Cancer Control, UICC）逐步編制建立的國際性分期標準。二〇一八年一月開始使用目前最新修訂完成版本第八版。

和其他癌症一樣，當病患被診斷出大腸直腸癌後，臨床上第一步需要釐清的事情就是癌症分期，這也是很多患者及家屬都會提出的疑問。大家都知道癌症期數愈後面表示疾病治療複雜度愈高，而現今許多癌症治療的臨床經驗及證據，都顯示各種期別的治療準則及模式各有不同，所以，醫師為患者安排許多精細檢查的目的，是為了要統合這些檢查結果而做出初步的癌症臨床分期，因為這些分期牽涉到治療方式的選擇及治療效果。

癌症分期判定是以腫瘤（Tumor）侵犯的深度、有無區域淋巴結（Lymph Node）轉移，以及有無遠端器官轉移（Metastasis）等三大方向做為判斷依據，這些判斷標準是根據「美國癌症協會」（American Joint Committee on Cancer, AJCC）分期。基本上，先將原發腫瘤、有無區域淋巴結，以及有無遠端器官轉移分別判定後，再將之依標準組合分成四個期別。要做出上述三大項目判定，需要各種檢查相互輔佐印證判定，不能以單一一種檢查就做出結論。

以下是原發腫瘤（Tumor, 簡稱T）、區域淋巴結轉移（Lymph Node, 簡稱N）、遠端器官轉移（Metastasis, 簡稱M）的定義，以及定義後再將之組合成各分期的結果。

一、原發腫瘤（T）

Tis（原位癌）：侷限上皮內或浸潤黏膜固有層

T1：腫瘤浸潤黏膜下層

T2：腫瘤浸潤固有肌層

T3：腫瘤穿透固有肌層到達漿膜下層，或浸潤無腹膜覆蓋的結直腸旁組織

T4：腫瘤穿透腹膜臟層

二、區域淋巴結（N）

N0：無區域淋巴結轉移

N1：有一至三顆區域淋巴結轉移

N2：有四顆以上區域淋巴結轉移

三、遠端轉移（M）

M0：無遠端器官轉移

M1：有遠端器官轉移

備註：在T，N，M中有些部分會細分至1a、2a、1b、1c，分期組合也會分IIA、B、或IVC等等，本文中並未詳列，一般民眾僅需瞭解大腸直腸癌分期的大原則及其代表意義即可。醫護專業人員請參閱AJCC官網。

知識便利貼

在二〇一八年新修定的腫瘤分期系統AJCC第八版中，大腸直腸癌的分期大致未做太大改變，在T,N,M中有些部分細分至a、b、c，其中皆有其代表含義，而不同字母組合又細分為IIA或IIIB、IVA、IVB、IVC等期別，分期愈高意味著腫瘤進展程度愈高。

·大腸直腸癌的分期組合·

	0期	I期	II期	III期	IV期
T 原發腫瘤	Tis（原位癌）侷限上皮內或侵犯黏膜固有層。	T1：腫瘤侵犯黏膜下層。 T2：腫瘤侵犯固有肌層。	T3：腫瘤穿透固有肌層到達漿膜下層，或侵犯無腹膜覆蓋的結直腸旁組織。 T4：腫瘤穿透腹膜臟層。	Any T：任一深度的T。	Any T：任一深度的T。
N 區域淋巴結	N0 無區域淋巴結轉移。	N0 無區域淋巴結轉移。	N0 無區域淋巴結轉移。	N(+) 只有一顆或一顆以上的淋巴結。	N0或N(+) 不管有無淋巴結。
M 遠端轉移	M0 無遠端器官轉移。	M0 無遠端器官轉移。	M0 無遠端器官轉移。	M0 無遠端器官轉移。	M1 有遠端器官轉移。

Q6 大腸直腸癌不管什麼期別，治療模式都一樣嗎？

目前國內外大腸癌及直腸癌治療的原則及方向，是以「美國國家癌症治療指引」（NCCN Clinical Practice Guidelines in Oncology）作為依據。醫師會根據每位患者腫瘤的位置、腫瘤侵犯的深度及有無其他器官的轉移，再訂出治療計畫。

臨床上，雖然我們對大腸癌及直腸癌的治療已有一些準則，但仍會因每個患者的病況或整體身體功能再做一些細節的調整，這些治療準則列舉如下表。

知識便利貼

外科手術進行方式包括傳統剖腹手術或微創手術，微創手術除了較廣為人知的腹腔鏡手術外，目前有更先進的達文西機械手臂系統。目前施行傳統剖腹手術已非常少，因為有許多的研究證實微創手術的優點大於傳統剖腹手術。

‧大腸癌各癌症分期主要治療方法‧

癌症分期	治療方法	詳細內容
I期	外科手術	‧可採用傳統剖腹手術或微創手術。 ‧主要目的是將腫瘤及腫瘤附近相關的淋巴結群完全清除，並將手術清除下來的腫瘤及淋巴結群提供給病理科，以判定有無細微的神經、淋巴血管浸潤，或組織切緣有無被浸潤等，才能界定最後確切的癌症分期。
II期	外科手術	‧與I期相同。 ‧少部分患者，手術後經醫師判定具危險因子者，可施予輔助性化學治療。
III期	外科手術↓手術後輔助性化學治療	‧腫瘤經切除後病理報告判定為第三期，需再施以手術後輔助性化學治療。
IV期	化學治療（必要性）↓外科手術（選擇性）	‧第四期患者以化學治療為主，化學治療一段時間之後，若反應良好再考慮手術切除腫瘤。 ‧若原發處大腸腫瘤有阻塞腸道之現象，或是有腫瘤出血的情形，則以手術切除腫瘤為首要考量，手術後再施以化學治療。

資料整理：魏柏立

·直腸癌各癌症分期主要治療方法·

癌症分期	治療方法	詳細內容
I期	外科手術	．可採用傳統剖腹手術或微創手術。 ．主要目的是將腫瘤及腫瘤附近相關的淋巴結群完全清除，並將手術清除下來的腫瘤及淋巴結群提供給病理科，以判定有無細微的神經、淋巴血管侵犯，或組織切緣有無被侵犯等，才能界定最後確切的癌症分期。 ．腫瘤經切除後病理報告判定為第三期以上者，需再進行手術後的放射治療及化學治療。
II期 III期	手術前前導性放射治療合併化學治療↓ 外科手術切除↓ 手術後輔助性化學治療	．手術前臨床影像判定為第二期及第三期的直腸癌，應接受手術前放射治療合併化學治療，療程結束會等待六至十二週（等放射治療效果消退）之後，再實施直腸腫瘤根治性手術。 ．在腫瘤切除後，無論病理報告判定為任一個期別，都必須再施以手術後輔助性化學治療。
IV期	手術前前導性放射治療合併積極性化學治療+/-標靶治療↓ 外科手術切除↓ 手術後積極性化學治療+/-標靶治療	．若原發處直腸腫瘤無阻塞腸道之現象，亦無腫瘤出血情形，仍比照第二期及第三期處置，給予手術前放射合併化學治療，但化學治療藥物以積極性藥物為主，甚至可以輔以標靶藥物。 ．但若原發處直腸腫瘤有阻塞腸道之現象，或有腫瘤出血情形，則以手術切除腫瘤為首要考量，手術後再施以積極性化學治療及標靶藥物。

資料整理：魏柏立

Q7

大腸癌要怎麼治療？

在臨床上最常聽到的誤解，就是很多患者及家屬將大腸癌、直腸癌視為相同的癌症，誤以為治療方式都一樣，其實兩者的治療方式截然不同。大腸癌是指發生在結腸任何一個部位的癌症，最優先考慮的治療方式是手術切除。

常在門診聽到有患者這樣說：「我的朋友也得到腸癌，為什麼他的醫生說他不能馬上開刀，要先電療？他看我這樣馬上開刀恢復得很好，希望能轉來給你開刀。」其實，這是患者及家屬對大腸癌及直腸癌的治療方式感到疑惑的地方，大腸癌——幾乎都可以直接開刀，直腸癌則不一定。

大腸癌主要治療是手術切除

當腸道長了腫瘤，只要病灶是發生在升結腸、橫結腸、降結腸、乙狀結腸的任一部位，都稱為「大腸癌」。大腸癌最主要的治療方式，第一個優先考慮是以手術切除為主，除了將包含腫瘤的腸道切除，更重要的是還會將附近相關的淋巴結群完全廓清，切除後再將兩端腸子重新接回。手術後，切除下的腫瘤組織及所有淋巴結組織會全部送到病理科檢驗，進行顯微組織分析及癌症期別的最終判定，作為手術後治療方向的依據。

通常，大部分患者都不需要做人工肛門，手術後的腸道功能也能在數天內就恢復正常，對人體運作影響不大。但有一些特殊情況做人工肛門是無法避免的，例如：有位老先生因為急性腹痛被送進急診室，檢查後發現是腹膜炎，醫師懷疑是腹內腫瘤破裂，這種狀況下直接手術就是唯一救命的治療選擇，因為腫瘤破裂造成的腹膜炎、敗血性休克，無法再等醫師安排其他各項詳細檢查，再判定是哪一種癌症或期別來決定治療方向。

這種狀況下的緊急手術，往往也得等到手術時，醫師才能確定是哪種性質的腹膜炎，如果是因為腫瘤造成的腹膜炎，可能切除腫瘤及部分腸道後，會先為患者做一個暫時性的人工肛門，因為如果此時將切除後的腸道吻合，手術後在吻合處發生滲漏的風險較高，而人工肛門可以維持腸道暢通，讓受損的腸道及腹內膿瘍情形修復改善，也讓患者可以在術後儘早進食、排泄，以獲得營養補給維持身體機能，並接受術後其他檢查及治療，等治療一段時間後，身體狀況穩定，再評估關閉人工肛門的時機。

另一種情況是患者可能出現持續性腹痛、多日解不出糞便，這種情形如果是因為腸內腫瘤所造成的阻塞，病人無法等到所有的檢查完成，醫師也可能會先為患者做暫時性的人工肛門，待後續檢查完成或先給予一段時間治療後，再進行腫瘤清除手術及關閉人工肛門。

雖然人工肛門會影響病人的生活品質並對病人的心理造成衝擊，但這是治療疾病過程中的「必要之惡」，通常這類大腸癌患者的人工肛門都是暫時性的。而近幾年來，隨著民眾健康意識抬頭及對癌症的警覺性提高，目前這種腫瘤過大到阻塞或破裂的緊急狀況已逐漸減少。

知識便利貼

腸癌篩檢及大腸鏡檢查，可及早讓腸癌現蹤並及早進行治療，更可以避免腸癌惡化轉移，或是腫瘤過大造成阻塞、破裂而必須緊急手術的情況。

・大腸直腸癌的症狀・

	右側大腸	左側大腸	乙狀結腸、直腸
腹痛	●●●◐	●●●◐	●
排便不良	●	●●◐	●●●●
便血	●	●●	●●●●

※大腸直腸癌的症狀包括：腹痛、排便不良、便血現象，可以從右側表格大致判斷腫瘤發生的部位，但要注意，並不是每一個人都會有以上表徵。

Q8 直腸癌的治療方式和大腸癌有何不同？

直腸是腸道的最末端，長度只有十二至十五公分，離肛門很近，主要作用是貯存糞便。但因為其生理構造與大腸不同，腫瘤局部復發的機率高，所以治療時要兼顧肛門功能的保留及降低局部復發的機率，因此直腸癌的治療複雜許多。

案例分享：林小姐

直腸癌的治療比大腸癌複雜

一位被診斷為大腸癌第三期的林小姐，經過手術後也接受了完整的化學治療療程，之後她都定期回診，過程中所有的檢查也都平安。但在治療完追蹤滿五年後，她覺得排便習慣改變、肛門出血約一個月，她懷疑自己大腸癌復發了，所以趕快再回醫院檢查。

經安排大腸鏡檢查，確實發現在非常靠近肛門附近的直腸有一顆腫瘤，不是之前大腸癌手術部位，屬於另一顆新的腫瘤——直腸癌。當醫療團隊與她溝通病情及說明直腸癌的治療方式時，有討論到可能做人工肛門的問題，她愈聽愈覺得複雜，一臉疑惑地說：「上一次大腸癌時，檢查完就直接開刀切掉，後面再做幾次化學治療就好，這次的直腸癌治療為什麼這麼複雜？而且還可能要做人工肛門？」

直腸和大腸的生理結構不同，直腸的腸壁比大腸少了一層叫做漿膜層的構造，相對的就少了一層保護，因此直腸腫瘤要轉移出去時的阻隔就變少了，這也是直腸癌具有較高的局部復發率的原因。此外，大腸的腸道幾乎所有的部位都在腹腔，直腸則位處於骨盆腔最深且狹窄的地方，因此外科醫師在施行手術時，直腸癌手術的困難度比大腸癌增加許多。

新穎治療模式大幅提高肛門保留機率

在以往的年代，如果直腸腫瘤生長的位置在距離肛門口七公分以內，就可能要進行肛門切除手術，並做永久性人工肛門，這不僅造成民眾巨大的身心衝擊及恐慌，更讓患者的生活品質降低，而在接受了這麼具破壞性的治療後，卻仍無法提高直腸癌復發及轉移的控制率，也是讓患者逃避治療的主因。

近年來國內外的癌症治療專家對直腸癌的研究及治療方式愈來愈多，也愈來愈深入。除了希望提高癌症的治癒率，降低局部復發及轉移的機率外，更希望以外科手術切除直腸腫瘤時，能盡量保留住肛門及直腸，希望當疾病控制住後，病患仍能保有良好的生活品質，將直腸及肛門的破壞性降到最低。

現階段針對這種距離肛門口很近的腫瘤，確診後除了做電腦斷層檢查看有無肝臟轉移外，同時建議要做骨盆腔核子造影，判定直腸腫瘤侵犯腸壁的深度、腫瘤與周圍組織界限及局部淋巴結的大小、數量等，當這些影像學檢查完成後，便可初步判定其癌症期別。

如果直腸癌臨床分期為第二期及第三期，依據《美國國家癌症治療指引》（NCCN Clinical Practice Guidelines in Oncology）應接受手術前放射治療合併化學治療（或稱前導性放射治療合併化學治療），在療程結束後，放射治療效果仍會持續作用一段時間再慢慢消退，通常手術的時機為放射治療療程結束後六至十二週，在手術前會再重新進行檢查，評估放射治療合併化學治療後腫瘤治療成效。檢查項目括：大腸鏡檢查、胸部X光攝影或電腦斷層檢查、腹部電腦斷層檢查、骨盆腔核子造影。

在腫瘤切除後，切下來的組織會送至病理科做完整的顯微分析，然後會有最終的病理報告。無論病理報告判定為任一何期別，都必須再施以手術後輔助性化學治療。

在手術前安排放射治療再搭配化學治療一段時間，目的是縮小腫瘤範圍，待腫瘤縮小後再予以手術切除，可增加腫瘤廓清及切除後的安全距離，除了提高直腸癌患者成功保留肛門的機率，更大幅降低局部腫瘤再犯或轉移的風險。

知識便利貼

不要害怕積極治療，因為目前的醫學工具及治療模式，可大幅降低局部復發率並增加保留肛門的機率，所以早期且積極的接受治療，一樣能享有不錯的生活品質。

Q9 為什麼有些直腸癌需要放射治療，有些不用？

近年來治療直腸癌的模式和以往比較，已經有長足進步，現階段直腸癌治療準則是依據精密影像學檢查，再予以評估侵犯程度做治療依據，因此不同的侵犯程度會有不同的治療模式。

現階段直腸癌的治療準則及模式（參見Q6），是根據精密的影像學檢查後，依AJCC分期標準評估腫瘤侵犯的深度、有無區域淋巴結轉移，及有無遠端器官轉移等三大方向做為判斷依據，再將之依標準組合分出期別。（參見Q5）

如何降低直腸癌的局部再犯率及轉移風險

若影像學檢查顯示直腸腫瘤侵犯深度已超過肌肉層，或有淋巴結侵犯（第二期及第三期），就會先安排手術前放射治療搭配化學治療約六週的

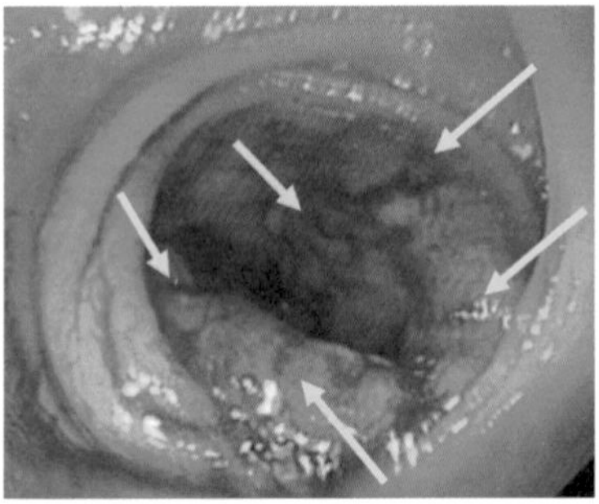

▲病人在診斷直腸癌時，大腸鏡下直腸腫瘤的樣貌，此時還未接受放射治療合併化學治療。

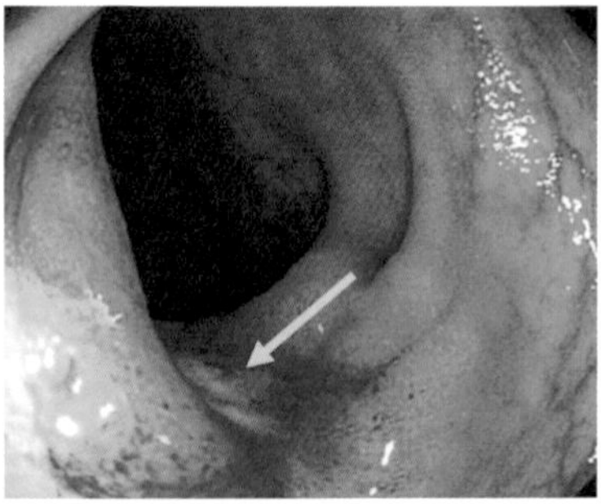

▲病人在接受放射治療合併化學治療結束後六週時，大腸鏡下直腸腫瘤的樣貌，腫瘤大小已明顯縮小成潰瘍。

時間，縮小腫瘤範圍後再予以手術切除，這種治療模式在國際間各種大型臨床研究已獲得證實，可以大幅提升手術後疾病控制及存活率。

根據臨床醫學研究報告，非第四期的直腸癌患者，若手術前有先接受放射治療合併化學治療，之後再施予完整腫瘤切除手術，則五年存活率可達七十至八十％，局部復發比例可降至二點五至五％；若未接受手術前接受放射治療合併化學治療，而直接以手術切除，局部癌症復發比例則達八至十％。

對於第一期的直腸癌：腫瘤侵犯深度未超過肌肉層，淋巴結未被侵犯者，則不需要接受這種治療模式。因

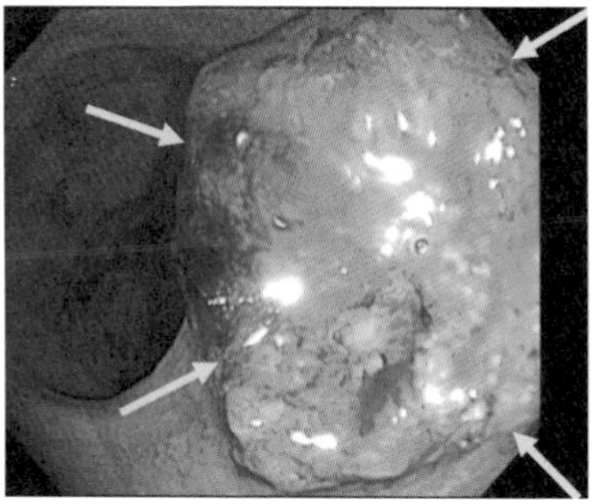

▲病人在診斷直腸癌時，大腸鏡下直腸腫瘤的樣貌，此時還未接受放射治療合併化學治療。

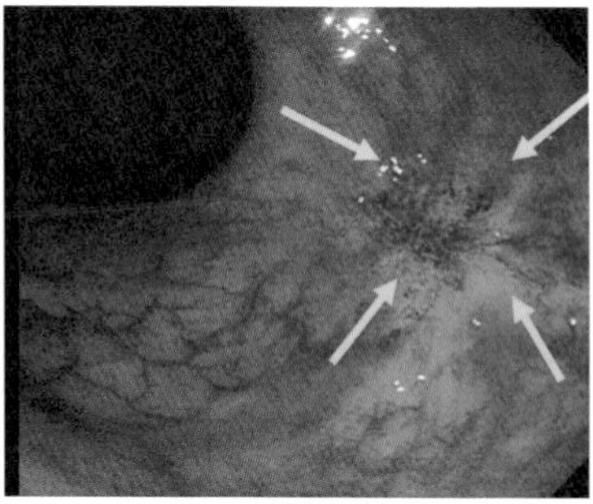

▲病人在接受放射治療合併化學治療結束後六週時，大腸鏡下直腸腫瘤的樣貌，腫瘤已縮小至僅餘一潰瘍。

為第一期的直腸癌直接經手術切除治療即可獲得超過九十％的治癒率，臨床研究指出，再接受手術前放射治療搭配化學治療，對疾病控制及存活率並不會得到更好的效果。

知識便利貼

直腸癌的治療方式，是根據直腸癌各癌症分期作為治療準則：（參見 Q6）

第一期通常建議直接採外科手術。第二期及第三期必須先施行手術前前導性放射治療合併化學治療，療程結束後再接受外科手術切除，手術後必須接受輔助性化學治療。

第四期直腸癌若無腸道阻塞或腫瘤出血情形，則比照第二期及第三期處置，給予手術前放射合併化學治療，但化學治療藥物以積極性藥物為主，甚至須再輔以標靶藥物。

如果有腸道阻塞或腫瘤出血症狀，則必須先施行手術，術後再施以積極性化學治療輔以標靶藥物。

備註：放射治療即俗稱的電療，本書內文將全部統稱為放射治療。

Q10 放射治療會掉頭髮或皮膚潰瘍嗎？

直腸癌治療的部位在骨盆腔，不在頭部，所以不會掉頭髮，但可能會影響肛門周圍的皮膚，造成類似日曬曬傷的反應，這是常見的副作用，醫師會開立藥膏局部使用降低不適感。

放射線治療是利用具有穿透力的高能波光束或粒子光束來治療疾病，而這些用來治療癌症的放射線，是使用特殊機器，將高劑量的放射線作用在病變的部位，這些劑量通常比一般X光檢查的高過好幾倍以上。因為腫瘤細胞生長的速度比正常細胞快速，高劑量放射線可以破壞癌細胞的DNA，阻止它們生長。

雖然高劑量的放射線可以破壞惡性腫瘤，卻也會傷害正常組織，幸而科技不斷進步，放射治療已非常先進，每位患者在開始治療前，都會經由放射腫瘤專科醫師會診，評估患者的整體狀況，再依每位患者的腫瘤特性予以規劃療程；對於腫瘤及其周圍組織需要照射的範圍，皆由電腦縝密控制、正確定位，對治療的精準度大幅提高。在整個治療療程中，放射線照射的總劑量，採取分次、降低單次劑量，可以將正常組織的傷害降到最低。

直腸癌的放射治療不會掉頭髮

一般放射治療引起的副作用大多可恢復，不過依不同治療器官及部位，會有不同的副作用及症狀。放射治療的副作用也與病人體質、治療部位、治療範圍大小、放射總劑量、單次治療劑量等因素有關，合併化學治療已被證實將增加疾病的控制率，但也會加重放射治療的副作用。

直腸癌放射治療的部位是針對骨盆腔及腸道，照射治療範圍不在頭部，所以不會掉頭髮，但照射劑量集中在直腸，所以會出現肛門周圍的皮膚，呈現類似日曬後曬傷的反應，一般而言，副作用大約會在治療開始後第三至四週時逐漸出現，但通常不會太嚴重；也因為照射腸道腫瘤，所以會出現排便次數增加甚至腹瀉的反應，排便次數增加，則可能出現肛門口痔瘡發作或微量出血。在接受放射治療期間，醫師每週會安排一次門診追蹤評估放射治療的反應，這些症狀在評估後，都可經由藥物控制得到改善。

知識便利貼

放射治療是利用具有穿透力的高能量波光束或粒子光束達到治療目的，是局部性治療。應用在直腸癌方面，最常見的作法是在手術前與化學藥物合併使用，又稱為前導性放射治療合併化學治療（Neoadjuvant Radiochemotherapy）目的是縮小腫瘤範圍。

放射治療期間，要有充分的休息與睡眠，在飲食上宜少量多餐、攝取高熱量與高蛋白食物，切勿摩擦或刮刷治療部位的皮膚，不要在治療部位塗抹化學藥品、肥皂、痱子粉。

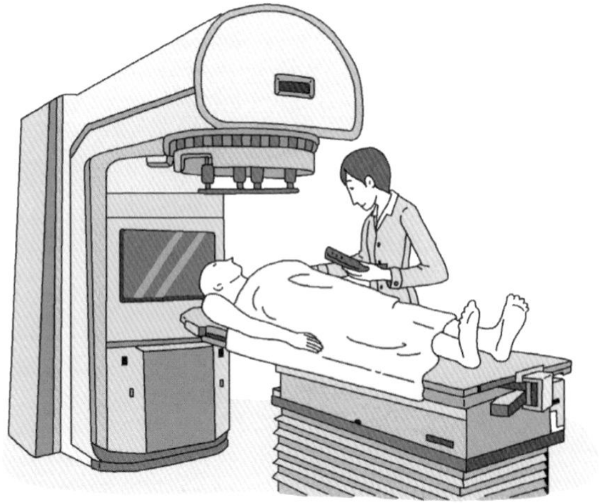

Q11 前導性放射治療合併化學治療怎麼做？要住院嗎？

第二期及第三期的直腸癌在手術前，先接受前導性放射治療合併化學治療，可降低癌症局部復發及轉移的機率，提高癌症的治癒率，更有利於在手術時保留住肛門及直腸，將直腸及肛門的破壞性降到最低。

案例分享：楊小姐

戰勝直腸癌

楊小姐是一家貿易公司主管，因公司安排的高階健康檢查而診斷出直腸癌，腫瘤距離門口五公分。她主訴平時愛吃美食及精緻食物，纖維質攝取較少，而且因為工作壓力大，常處在緊繃狀態，平常每天排便次數就三到四次，糞便的質地也呈稀糊狀。

經電腦斷層、核磁共振等影像學完整評估後，臨床分期為T3N2M0，第三期。我建議她接受手術前放射治療合併化學治療，但她非常擔心治療過程會影響工作，也擔心沒有馬上開刀會延誤病情，經解釋溝通後，她瞭解治療進行的目的及方式，便同意開始積極進行療程。

治療期間，她仍每日上班、主持會議，雖然有些皮膚及腹瀉的副作用，但經由醫師給予藥物使用，她順利做完療程，公司同事甚至不知道她正接受癌症治療。在整個療程結束後一段時間，經再次大腸鏡及影像學完整評估後，直腸腫瘤已大幅縮小，僅剩餘一小處潰瘍，於是在療程結束十週左右進行根治性手術，手術後病理報告顯示無殘存癌細胞，目前已平安追蹤滿三年。

前導性放射治療合併化學治療不需要住院

前導性放射治療是利用高劑量的放射線，照射惡性腫瘤以及其周圍組織、淋巴結等，這些放射線劑量常比一般胸部X光檢查的高過好幾倍以上，為了避免造成正常組織的傷害太大及副作用太強烈，所以會把放射線照射的總劑量，採取分次照射，讓每次照射的單次劑量降低，臨床研究指出，這種方式可以提高對癌細胞的療效，也可以將正常組織的傷害降到最低。

整個治療療程約需六週，每週一到週五到醫院接受治療，進到治療室躺在機器上像照X光一樣，每次約五到十分鐘，不用注射藥物，過程中不會感覺疼痛，週六及週日則不需照射治療。接受放射治療期間，放射腫瘤科醫師每週會安排一次門診追蹤評估治療的反應，如果有不舒服的症狀，醫師評估後，可給予藥物控制改善。如果患者治療期間真的很不舒服或有較嚴重反應，醫師也會視況暫停治療給予支持性療法，待整體狀況改善再繼續照射治療，不過這種狀況非常罕見。

在放射治療療程每週一到週五中，除了到醫院接受照射治療外，醫師會開立口服化學治療藥物（截瘤達Xeloda）帶回家服用，早、晚各服用一次（劑量會因個人體重不同而有增減），有接受放射治療的日子才需用藥，週六、週日不用照射治療時則不用服藥。這個口服化療藥物較常見的副作用是手腳皮膚可能會出現乾燥、脫皮、搔癢感，甚至小水泡，服藥期間四肢末梢會出現皮膚顏色較深的現象；部分患者會出現腹瀉、噁心。

這些副作用嚴重程度因人而異，也不是每個患者會每種症狀都出現，但醫師會密切評估患者的整體狀況而做藥物劑量上調整，或開立補充藥物改善副作用。在我治療經驗中，大部分的患者都能做完整的前導性放射治療合併化學治療療程，極少數患者若中間因副作用較大暫停治療，經給予支持性療法後，也能完成後續整個療程。

知識便利貼

前導性放射治療合併化學治療不需要住院。整個治療療程約需六週，每週一到週五到醫院接受治療，每次躺在機器上像照X光一樣，約五至十分鐘，不用注射藥物，過程中不會感覺疼痛，週六及週日則不需照射治療。另外，醫師會開立口服化學治療藥物帶回家服用，早、晚各服用一次，有接受放射治療的日子才須用藥，週六週日不用照射治療時則不用服藥。

Q12 直腸癌已接受完放射治療合併化學治療，可以不手術嗎？

對於患者來說，能夠減少治療最好，可減輕治療時的不舒服，但癌症是一個不會與你和平共存的疾病，具有復發風險，所以還是必須進行根除性手除，才能將風險降至最低。

案例分享：林先生

術後的追蹤檢查非常重要

七十六歲的林先生，有長期便祕習慣，多年前，因排便帶血而且大便變細，所以做了大腸鏡檢查，在距離肛門口三公分處發現一顆二公分大的腫瘤，切片後確診為腺癌（Adenocarcinoma），經電腦斷層、核磁共振等影像學完整評估後，臨床分期為T3 N0 M0第二期。接受手術前放射治療合併化學治療的療程，整個療程結束後，再接受完整評估，發現腫瘤已完全消失，僅剩餘一小處潰瘍，遠端其他器官亦無轉移病灶。

因患者堅持不願接受進一步手術，經向患者及家屬做完整的解釋及溝通後，前兩年每三個月追蹤一次大腸鏡檢查，每半年追蹤超音波或電腦斷層，持續追蹤兩年後，都未見復發病灶，才改為每半年追蹤一次大腸鏡檢查，合併超音波或電腦斷層檢查。至今，患者已平安追蹤超過八年。

案例分享：王女士

局部腫瘤病灶的轉移

王女士在五十八歲那年，常感覺有便意卻又解不乾淨的情況，而且持續三個月，之後因排便時肛門疼痛，又有出血情形而前來就診。經過詳加問診，患者才回想起排便出血情形已超過半年，只是自己認為是痔瘡出血未加理會。我在門診予以肛門指診時，發現肛門口周圍已有腫瘤了，經過切片及一系列詳細檢查，確診為直腸癌第三期，接著馬上安排手術前放射治療合併化學治療。

在整個療程結束後，同樣再安排完整檢查評估一次，發現腫瘤雖已縮小，但仍有殘存，我告知她需要進行進一步手術，而且因為腫瘤就長在肛門口，也侵犯到肛門括約肌，所以無法保留肛門。

王女士聽完後明確表示拒絕，而且不再回診追蹤也不接受其他治療建議。一年半後，直腸局部腫瘤繼續生長且侵犯到其他器官，導致她疼痛而且沒有生活品質，不得不再回醫院接受進一步治療。

根治性手術治療可以降低復發風險

直腸癌患者在手術前接受放射治療合併化學治療，通常建議療程結束後，仍應接受根治性手術切除。目前臨床上尚無確切證據或診斷方式，可以協助醫師判別哪些患者可以不用再接受後續手術治療。在我治療癌症患者十多年的經驗裡，只有一位直腸癌患者在放射治療合併化學治療後，未接受手術，患者在放射治療合併化學治療療程結束後，前二年很謹慎配合追蹤並密切接受大腸鏡檢查，一切平安狀況下漸漸拉長追蹤時間，目前已超過八年。不過，對於疾病復發或轉移的風險，必須跟患者及家屬做完整的解釋及溝通。

直腸癌可以不切除肛門嗎？

根據國民健康署統計，二〇一〇年，大腸癌人數約一萬四千名，其中有近四十%的人是罹患直腸癌，面對這群比例不少的患者時，我確實能感受他們及其家屬想要保留肛門的殷切期望。針對直腸癌最佳的治療方式，如前文所述，我還是建議須先接受手術前的放射治療合併化學治療後，再將腫瘤以手術完整切除，治療的終極目標也跟其他癌症一樣——為了延續生命。如果腫瘤真的離肛門非常近，而且侵犯到肛門括約肌時，則無法保留肛門，否則腫瘤復發的機率將會非常地高。在與患者及家屬溝通時，我會讓他們瞭解保住生命是第一優先，保留肛門則是第二順位，絕對不能捨本逐末，為了要保留肛門而影響整體治療，甚至犧牲生命。

知識便利貼

每年約有一萬四千名大腸癌患者，其中有將近四十%是罹患直腸癌，患者及家屬殷切期待保留肛門的心可想而知，但治療終極目標是延續生命，真的出現維繫生命與保留肛門的抉擇時，前者仍是優先考慮的目標。

Q13 大腸直腸癌手術後，對排便有什麼影響？

一般人認為大腸就是排便器官，所以有不少大腸癌患者都擔心手術後會對排便造成影響，其實大腸的主要作用是吸收水分、電解質，並把殘渣推到直腸中累積糞便，由肛門排出，所以大部分接受大腸癌手術後的病人，在排便上影響不大。

人體最主要營養吸收作用是在小腸進行，大腸的角色其實不大。如果手術切除的是右側大腸，手術後有可能大便的質地會較稀糊一點，一天約一至二次，這是因為右側大腸（即升結腸）的功能是負責人體的水分及電解質的再吸收；而橫結腸及降結處的功能是糞便成形處，所以大部分做完大腸切除手術的病人表示，手術後排便型態、生活作息及生活品質上，皆未受影響。

直腸癌患者的排便問題約半年後逐漸改善

直腸癌患者的排便狀況則是病人最常抱怨的，病人在手術後常會因為大便次數頻繁，影響到生活品質，甚至有些病人為了減少排便次數不敢進食，而造成術後營養不良並導致術後整體狀況恢復不好，無法進一步接受後續治療。

其實這些狀況，一方面是因為患者的大部分直腸都被拿掉了，另一方面則是因為直腸癌患者在手術前接受過放射治療，受過放射治療的腸道黏膜易有慢性發炎反應，因此腸道的彈性較差而導致無法保存較多的糞便，所以患者會有排便次數增加的困擾。在這階段，醫師會給予患者使用減緩腸道蠕動的藥物。

知識便利貼

大腸中分為升結腸、橫結腸、降結腸、乙狀結腸，雖然大部分的作用是回收食物殘渣中的水分、電解質供給身體再利用，但這些僅佔人體功能的一小部分，大腸最主要的作用還是形成糞便，而儲存糞便則由直腸擔綱。

所以大腸癌手術對排便影響不大；而直腸癌手術造成的排便型態改變，可利用藥物控制，再配合運動訓練，原則上會慢慢改善。

·大腸罹癌機率·

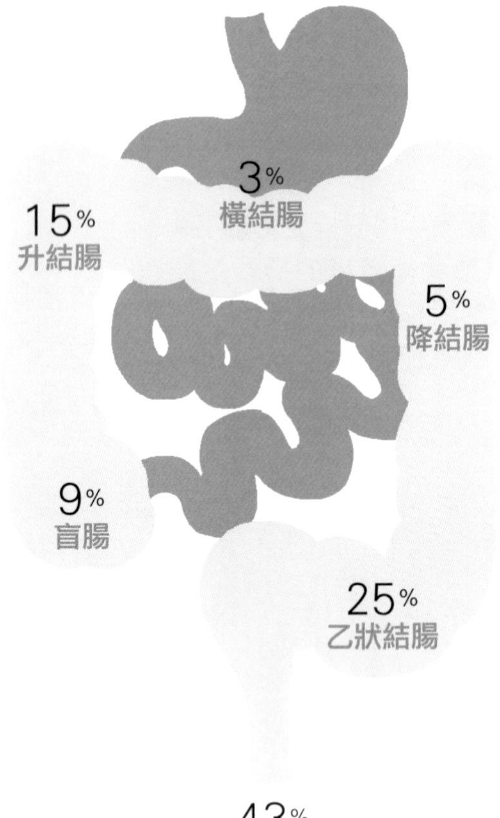
3%
橫結腸
15%
升結腸
5%
降結腸
9%
盲腸
25%
乙狀結腸
43%
直腸

·大腸主要作用及罹癌機率·

盲腸

是大腸端的開始，食物營養在小腸被吸收後，所剩殘渣送到大腸，九成是水分，盲腸有助防止食物倒流、吸收水分、排泄、代謝廢物。

罹癌機率：9%

升結腸

大腸從此處再行吸收有用的水分、電解質。

罹癌機率：15%

橫結腸

水分繼續在此處被吸收，成為半固體糞便。

罹癌機率：3%

降結腸

糞便漸漸在此處成形。

罹癌機率：5%

乙狀結腸

糞便會暫存此處，當腦部傳來反射訊號時，就會就將糞便送至直腸。

罹癌機率：25%

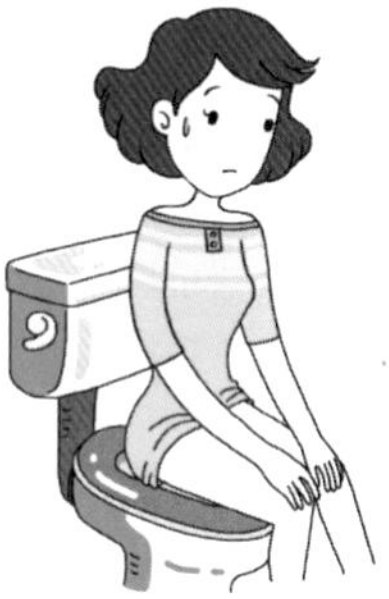

直腸

糞便推進到直腸後，壓力備增，會使腦部產生便意，會放鬆肛門括約肌排便。

罹癌機率：43%

Q14 八十多歲老人家得到大腸癌，有必要開刀嗎？

近年來，八、九十歲的老人家罹患大腸癌的人數愈來愈多，家屬都很擔心開刀風險太高，通常不贊成進行手術，而治療疾病是醫師是天職，究竟要不要開刀，最關鍵之處是醫病之間的完整溝通，才能攜手抗癌。

根據新聞報導，李登輝前總統在九十一歲時接受大腸癌手術，成為高齡者動大腸癌手術最有名的成功案例，雖然治療前家人擔心反對，手術後也曾一度感到不適，但李前總統依舊恢復健康。民國一〇〇年時前總統李登輝，前往臺北榮民總醫院健檢，確診罹患大腸癌，結腸有一顆三點五公分腺癌，經手術切除約二十五公分的大腸。後來經由報導瞭解，一開始醫生建議手術時，李夫人及其他家屬考量前總統心臟裝了支架，又有糖尿病，很擔心麻醉及合併風險，一度不贊成，但是李前總統認為能夠活到九十多歲了，能再多活就是上蒼所賜，願意接受開刀。

近幾年來，由家人陪伴前來醫院就醫的八、九十歲老阿嬤、老阿公患者人數比例愈來愈高，在聽到要開刀切除腫瘤時，總是會多了幾分考量，包括：年齡、麻醉、腫瘤位置、身體承受度、病史、病後恢復力……等風險都需加總判定，由於不確定的風險比例很高，家人會多做評估，甚至會諮詢其他替代療法，希望在不增加老人家痛苦，又能提高治癒率前提下，避免開刀的風險。

站在醫師立場，治療疾病是天職，但仍會以病人為中心，治療前除了要評估患者整體狀況，包括：年齡、病史及癒後風險等，但也會尊重患者及家屬的意願，而不僅僅單純以制式化治療的思維去對待病人，畢竟高齡患者對癌症治療的耐受性較低，合併症發生率較高，所以要特別重視術前危險因子評估、術後醫護團隊照顧，包括：血液腫瘤科或放射腫瘤科、造口護理師及營養師等，利用團隊中各個專科領域的合作治療降低風險。站在患者及家屬立場，對於老人家的治療，家屬考量的層面很廣，甚至有截然不同的立場，因此醫病之間的溝通非常重要，每一位患者的治療作法不盡相同，結果也會不一樣。

彼此信賴的醫病溝通至為重要

不要說接近八、九十歲的老人家開刀，就連超過九十多歲的患者進行大腸癌手術治療的案例也愈來愈多，癒後情況也都比想像中良好，通常這類患者都會抱著「我已經活到這個年紀了，治療成功，再讓我多活一些日子，非常感謝；如果治療不成功，此生也了無遺憾，值得了」。

目前大腸癌的手術治療已進步到微創手術，逐漸取代傳統剖腹手術，微創手術的特性是手術中僅有微量的失血，而且術後傷口小，只有二至五個一公分的小洞，疼痛感減少，術後併發症也大幅降低，縮短住院天數。不過到底要不要開刀，最關鍵之處還是醫病之間的溝通，醫師要做到完整、確實的說明，患者要將所擔心的事項一一呈現，惟有雙方充分溝通、彼此信賴，才能攜手抗癌，達到預期目標。

知識便利貼

目前的大腸癌治療會以病人為中心，不僅僅只單純用制式化的模式治療疾病，特別是高齡患者的耐受性低，更要重視術前危險因子評估及術後照顧，況且大腸癌手術治療已進步到微創手術，術後併發症已大幅降低，不似以往的傳統剖腹手術。

PART

2

關於大腸直腸癌的多元化治療

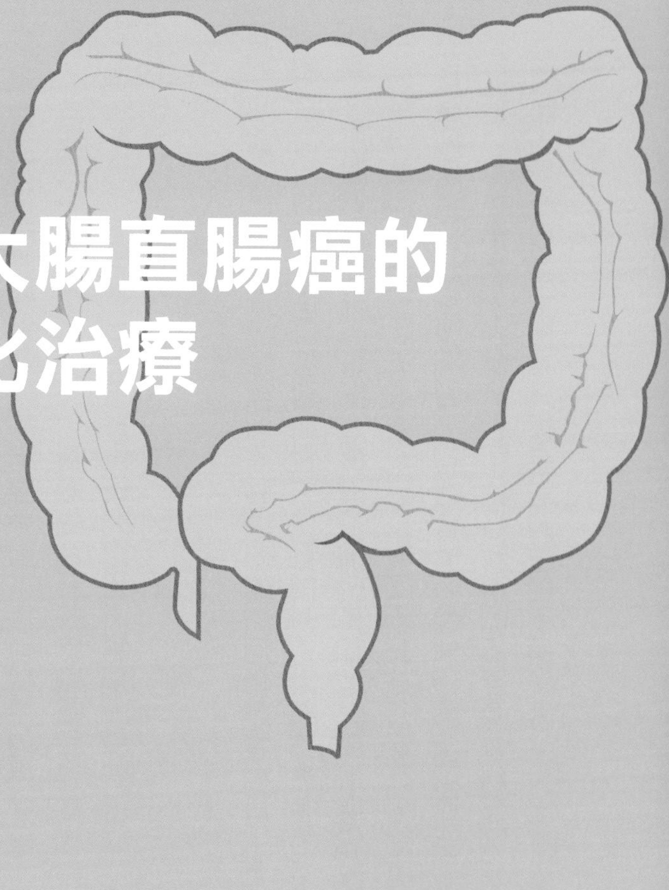

Q15 用微創手術就可以把癌細胞切乾淨嗎？

大腸直腸癌手術早已脫離大傷口的剖腹手術，目前採用的是在肚皮上打三至四個小洞的微創手術，權威性《新英格蘭醫學雜誌》（New England Journal of Medicine）研究證實，它是一種安全的手術方式。

我們在前文已經提過，手術切除腸道內的腫瘤仍是腸癌最主要的治療方式，切除罹病的腸道後再將兩端腸子重新接回，大部分患者都不需要做人工肛門。但開刀這件事，每個人都會害怕，尤其是腹部手術，一般民眾對它的刻板印象，都是在肚皮畫上一道長約二十公分甚至更大的傷口，所以大腸直腸癌患者一聽說要開刀，往往會憂心忡忡，甚至逃避手術治療。

其實近二十多年來，拜醫療手術儀器精密的發展及外科醫師手術技巧的精進所賜，現今很多手術方式都已邁向微創手術領域，大腸直腸癌手術也不例外。所謂微創手術在早期是專指開腹手術的腹腔鏡手術，後來才慢慢擴展至其他部位的手術，其特點就是傷口很小。

在過去的年代，外科醫師常認為「大的」傷口，才能看得清楚腹腔內的情形，所以二十公分長的傷口是司空見慣的情形。但是自從有了腹腔鏡顯微手術的技術之後，身上的傷口僅有二至五個一公分的傷口，而且腹腔鏡的運用就好像以放大鏡在看東西一樣，腹腔內的構造都會被放大而看得更清楚。

當民眾抱著疑惑問我：「微創手術真的可以把壞東西都切乾淨嗎？」我絕對是給予百分之百的肯定回答，這個答案所憑據的不只是我個人的臨床經驗，而且有許多國際臨床研究加以証實。

腹腔鏡手術具有優異的成效

國際上已許多的研究報告指出，以腹腔鏡進行大腸直腸癌切除手術是安全的，手術後的恢復較傳統手術好，術後傷口疼痛少，而且腸道功能的恢復快，甚至部分研究報告，認為微創直腸癌手術的癌症治療結果，優於傳統手術。

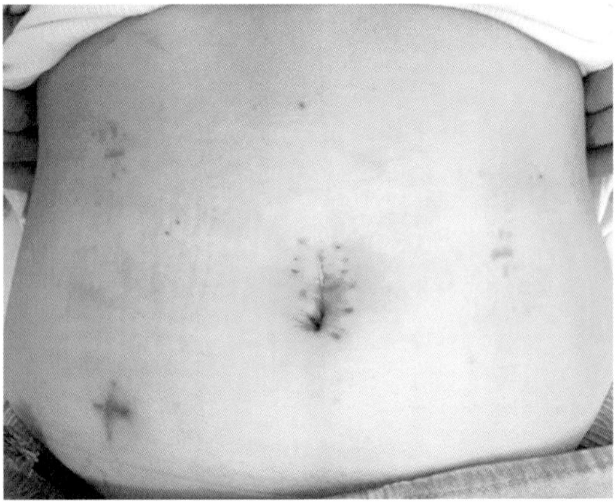

▲上圖是一位大腸癌患者，接受腹腔鏡手術後四週身上的傷口，所有傷口都已癒合。

根據權威性《新英格蘭醫學雜誌》（New England Journal of Medicine）刊登的一份研究結果，顯示腹腔鏡手術的優勢，該項研究機構包含歐美各國四十八個醫學中心，內容是在比較大腸癌的傳統剖腹切除手術與腹腔鏡切除手術，研究結果顯示，以腹腔鏡切除大腸癌腫瘤，其清除結果和傳統手術一樣好，手術後的恢復更優於剖腹手術，不僅疼痛感大幅降低，在出血量、手術後合併症及住院天數的縮短，都優於傳統手術。所以，近年來已成為外科手術的主流。

進行腸癌的手術，患者需要在手術前兩天住院，除了補足尚未完成的檢查及檢驗外，主要是為了讓患者開始做術前腸道準備，除了需要採取「低渣飲食」外，還要喝瀉藥清腸（不用傳統灌腸）。手術後直接回病房，當天即可喝水，第二天開始喝醫院準備的清湯，如果喝湯後都沒有不適狀況，手術後五到七天即可出院。

知識便利貼

大腸直腸癌微創手術是安全的，手術後的恢復較傳統手術好，包括術後傷口疼痛少、且腸道功能的恢復快，癌症治療結果優於傳統手術。

Q16

大腸直腸癌的腹腔鏡手術怎麼執行？

腹腔鏡手術的執行方式是結合各種精密儀器所進行的微創手術，肚皮上只有二到五個小洞，將特製攝影機伸入腹腔內代替醫師的眼睛，醫師只要看著螢幕，利用腹腔鏡配製的剪刀、夾子、電燒等手術儀器就可進行手術。

大腸直腸癌微創手術就是所謂的腹腔鏡手術，是以腹腔鏡結合各種精密儀器的手術治療方式。過去，外科醫師為了清楚看見腹腔內病灶區域，所以需要大的手術傷口，以「目視」方式進行手術，因此造就了肚皮上那長長一條約二十公分的疤痕，這就是傳統的剖腹手術。

肚皮打上二至五個小洞的微創手術

腹腔鏡手術執行方式，是先在患者的肚皮上打二至五個小洞，然後用特殊的機器將二氧化碳灌入腹腔將它撐開，形成人工氣腹，接著再將腹腔鏡特製的攝影機伸入腹腔內，它可代替醫師的眼睛，而且具有放大鏡功能，可將腹腔內的器官組織放大約三倍，然後將影像傳輸到電視螢幕上，讓醫師可以非常清楚的看到腹腔內的情形。

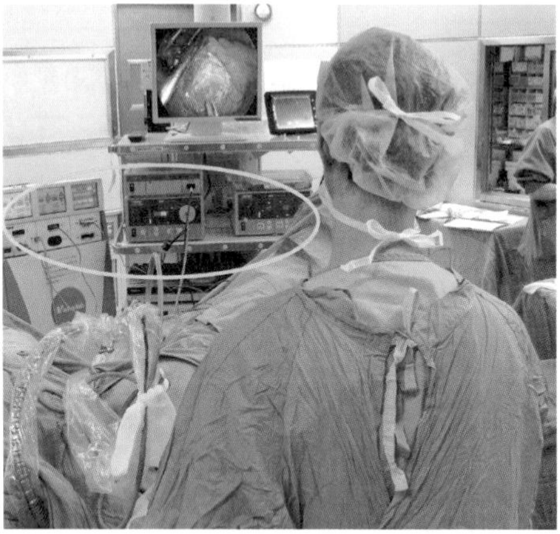

▲黃圈處是可接上特製手術儀器的機組。例如：腹腔鏡手術專用剪刀、夾子、電燒等，讓醫師可以進行切割、縫合與止血動作。

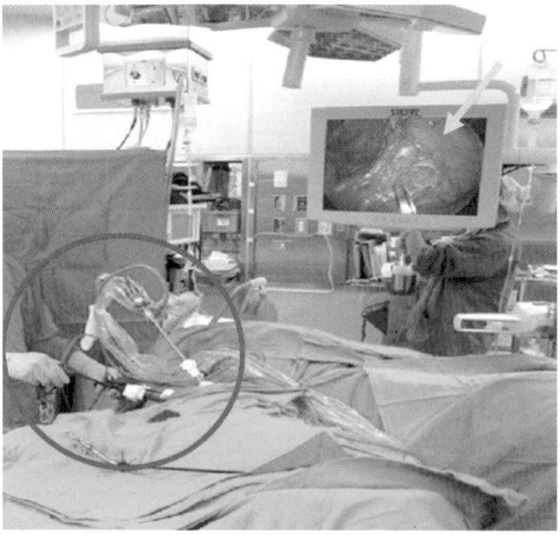

▲實際腹腔鏡手術執行的狀況。
紅圈處是醫師雙手各持已接上機組的電燒或切割器具，進入患者腹腔中執行手術，經由特製的攝影機鏡頭可將腹腔內情形，外傳投影至螢光幕上，讓手術醫師可以清楚看到手術部位。

另外，腹腔鏡還配製一些特製手術儀器，例如：剪刀、夾子、電燒等，也都可藉由腹腔鏡手術打造出的小洞進行操作。醫師只要看著螢幕，即可進行靈巧精細的切割、縫合與止血動作，最後再由這些小洞將切下的病灶組織取出。

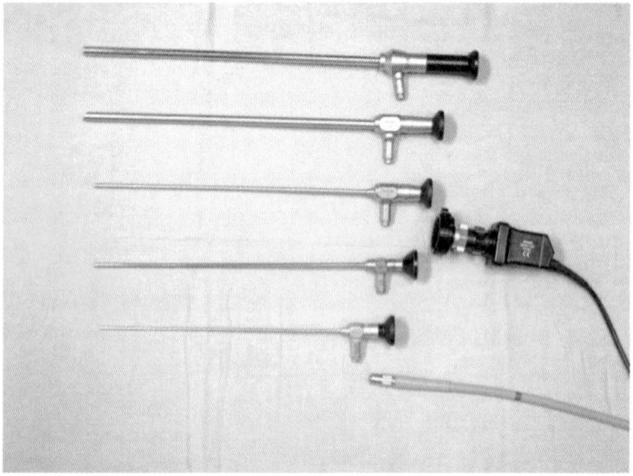

▲腹腔鏡手術各種特製的攝影機鏡頭，可以進到腹腔內，將腹腔內影像傳輸到螢幕上。

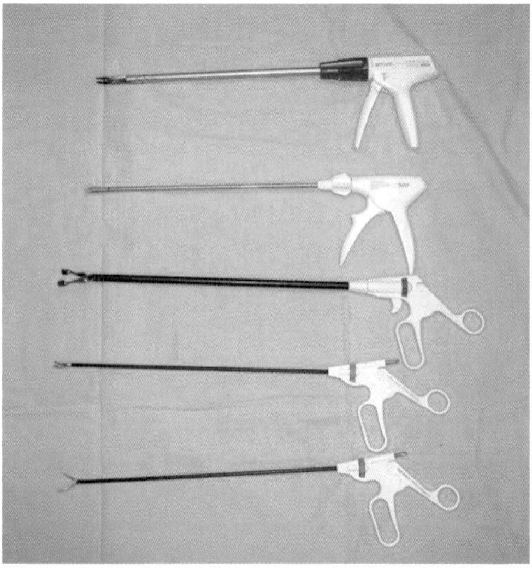

▲腹腔鏡手術時會使用到的特製手術儀器，例如：剪刀、夾子、電燒等。

再者，因為腹腔鏡特製的攝影機鏡頭可將器官組織放大，能清楚界定及區隔組織中的血管、神經、組織週遭的淋巴結，以及病灶區域與正常組織的界限，所以醫師可以將要切除的部位做更精確的切割。這樣的好處是可以將罹病的部位切得更乾淨，同時將罹病組織週遭的淋巴結也清除的更為完整，且由於內視鏡手術所擁有的這些優勢，使得目前大腸直腸癌的整個手術過程中的出血量比傳統剖腹手術大幅減少，手術的安全性也大為提高。

知識便利貼

傳統的大腸直腸癌手術，是剖腹手術，醫師需用目視法進行手術治療，會在肚皮上留下長約二十公分疤痕；現在的手術是微創手術，醫師在肚皮上打上二至五個小洞，用腹腔鏡進入體內進行腫瘤清除手術，只會留下二至五個傷口，每個傷口約一公分。

Q 17

機器人幫我手術？醫生操刀比較安全吧？

聽到手術過程是由機械手臂執行，不少病患及家屬覺得不可思議，會提出手術安全的疑慮，甚至希望還是由醫師親自操刀；其實機械手臂只是一具精密的執行工具，整個手術的進行仍是由醫師主導，需全程藉由醫師的意志及精湛的技巧去完成。

隨著光學科技的日新月異，微創手術目前最新的演化就是機械手臂手術系統，它是腹腔鏡微創手術的再進化。整個手術進行過程仍是由醫師主導控制，只是藉由機械手臂手術系統執行，目前國內引進的是「達文西機械手臂手術系統」。

腹腔鏡手術仍有缺點

腹腔鏡手術的基本原理是盡量以最少的創傷來進行手術，所以術後可以使用較少的止痛藥，恢復迅速，大幅降低合併症，前文已有介紹。但腹腔鏡手術也有以下缺點：

1. 外科醫生執行手術時所看到的影像是經由螢光幕投射的二維影像，平面的、非立體影像。
2. 某些角度或腫瘤的解剖位置，受制於腹腔鏡器械的自由度，而無法順利執行。
3. 執行腹腔鏡手術時，除主刀者外，仍需有其他醫師協助手術進行，所以有些人為因素造成的影響是無可避免。

達文西機械手臂手術系統的優點

為了克服腹腔鏡手術的缺點，達文西機械手臂手術系統提供手術執行者一個控制台，具有以下優點：

1. 螢幕畫面是立體3D視覺圖像，畫質更清晰、細緻，可以藉由優異的3D立體手術視野，對腫瘤及血管的剝離、周圍組織清除及保護達到更良好的效果，從諸多實驗研究發現，3D視覺圖像可以顯著提高手術效率。

2. **機械手臂手術系統有三支手臂，器械靈活度及精確度比腹腔鏡更好。**機械手臂的仿人類手腕的尖端設計，具靈巧活動度，可以進行七個自由度的動作，比傳統腹腔鏡的四個自由度動作來得多，可讓手術醫師精確的做出完美的切割動作而沒有死角，對於複雜及高困難度的病灶，能夠有更精準的切除手法，同時避免損害重要神經，提高自主神經較佳的保留率。

3. **具備精準控制系統。**經控制系統，各手臂都能在操作上適切、準確達到其所要切割的定點、範圍及深度，大大減低器械對腹壁產生的額外牽扯及反覆摩擦，降低組織損傷，相對術後傷口疼痛感覺亦較腹腔鏡手術來得小。

4. **新一代的機型，具有螢光導引定位的功能。**可讓手術醫師更精準定位出腫瘤及其影響範圍，切除出安全的治療範圍，減少腫瘤復發、轉移的機率。

5. **助手醫師角色大幅降低。**達文西手術系統讓主刀醫師可以自控手術鏡頭，包含：腹腔內光源、鏡頭角度、圖像採集等技術性資訊，皆可自行完成，排除與助手間默契的問題，可達到眼、手合一的完美

・達文西機械手臂手術系統・

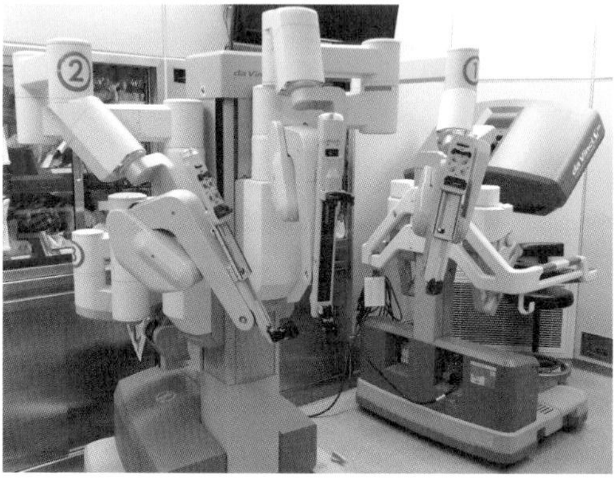

▲機械手臂手術系統。

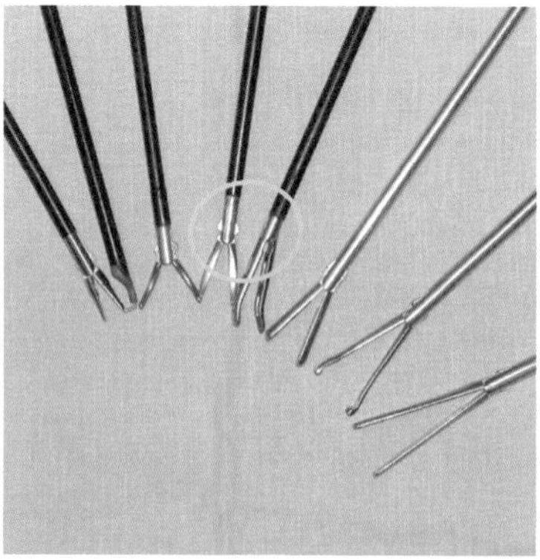

▲腹腔鏡手術時會使用到的特製手術儀器，例如剪刀、夾子、電燒等，其前端無法像人類手腕般可以執行精細靈敏的動作，會有角度上的限制。

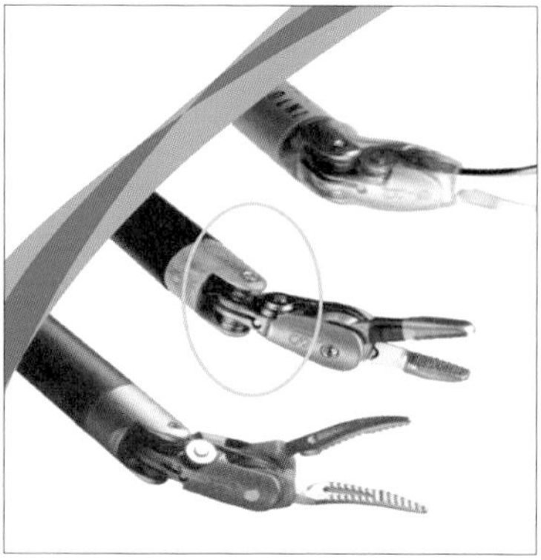

▲上圖是機械手臂手術系統，前端有類似人類的手腕、手指的靈巧活動度，可以進行 7 個自由度的動作，包括上、下、左、右、前進、後退，及左右旋轉，旋轉範圍各可旋轉達 270 度，可以執行較精細靈敏的動作。

·接受達文西手臂手術患者實例·

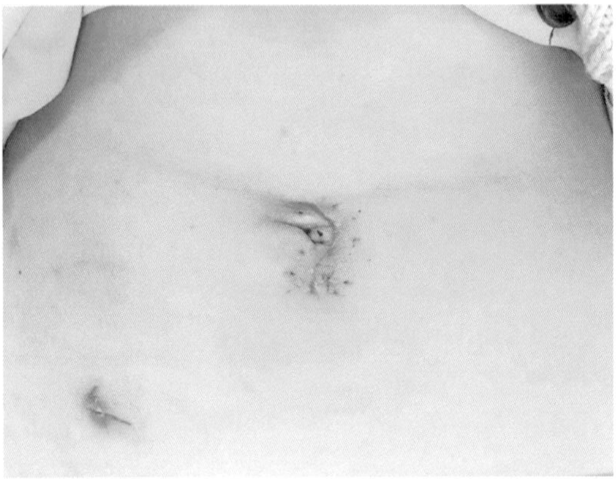

▲一位大腸癌患者，接受達文西機器手臂手術後四週，身上的傷口及引流管移除後的傷口都已癒合。

·醫師執行達文西手臂手術·

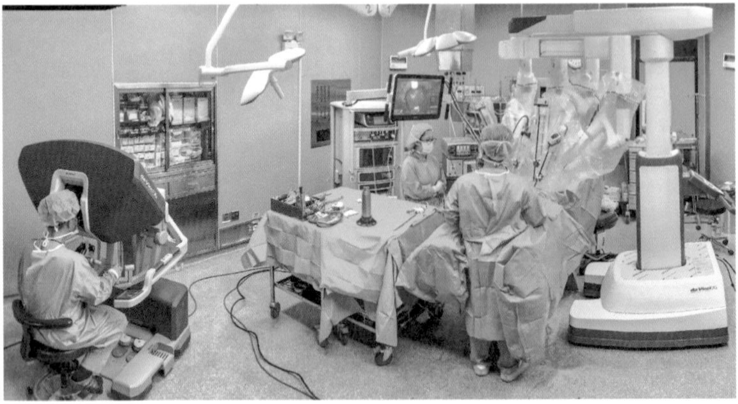

▲醫師執行達文西手臂手術相片，左下方坐著的即為主刀醫師。

境界。而機械手臂也因其精細靈巧的活動範圍及優異的震顫過濾系統，大大提升器械的穩定度，讓整個手術過程具有高性能、安全切割和體內縫合之綜效。

現今的醫療已大量借助高科技的光學器械，進入能力擴增年代（Augmented Age）。人機協作將是手術的趨勢，透過機械的輔助可讓醫師的能力變得更強大，當然能提供給患者更好的治療。目前，達文西機械手臂手術系統，已成功大量運用在大腸直腸癌及各式腸道疾病患者的手術。

知識便利貼

機械手臂手術是腹腔鏡手術的再進化醫療技術，由機器手術系統執行手術的好處，可以避免人為因素造成的影響及某些角度的限制，至為關鍵的是整個手術仍是由醫師主導控制，可以提高手術的高性能及整體綜效。

Q18

達文西機械手臂手術可以保留更多的直腸？

直腸癌經過前導性放射治療合併化學治療後，必須再進一步接受根治性手術，雖然目前的手術技術對保留肛門的能力大幅提高，患者需要做到人工肛門的機率也不大，但無論是經由腹腔鏡手術或達文西機械手臂進行直腸根治性手術，勢必都要切除部分直腸，因此患者會有術後排便習性改變的問題。

案例分享：李太太

經肛門口進入直腸的自然口手術

七十七歲的李太太因為糞便潛血篩檢報告為陽性，而且排便時有滲便情形，到門診求治後醫師予肛門指診，發現距離肛門口六公分處有一顆腫瘤，安排做了大腸鏡及腫瘤切片檢查，病理報告結果是腺瘤且有局部細胞變性，尚未癌化，因為腫瘤有四公分大，無法在大腸鏡檢查時一併切除。

李太太因為年長，她擔心切除直腸手術後大便次數頻繁會影響到原有生活，所以拒絕手術。但醫師安排一系列精密的影像檢查後，確認無其他器官轉移或組織侵犯，充分向李太太及其家屬解釋溝通後，採取「經肛門口進入直腸的自然口手術」，用達文西機械手臂成功的切除直腸的腫瘤，並且保留正常的肛門及直腸的功能。

由於完全沒有體表的傷口，因此手術後沒有傷口疼痛的問題，而且腸道的功能完全不受影響，李太太在術後第二天即順利出院。而最重要的是這顆直腸腫瘤，經病理科醫師檢驗後，確認僅為原位癌，後續定期追蹤即可。

案例分享：楊伯伯

經肛門口進入直腸的自然口手術

七十八歲的楊伯伯平時自恃身體健康，常四處外出旅遊，在一次與人出遊旅途中，發現排便時有出血情形，返家後在家人催促下到醫院檢查，之後確診為直腸癌第二期，腫瘤離肛門只有兩公分的距離。

醫師評估楊伯伯的狀況後，決定先採取手術前放射治療合併化學治療，在治療療程完成後，經一系列影像檢查及大腸鏡再次評估，發現腫瘤已完全縮小到只剩下一個像淺層潰瘍的傷口。與病患及家屬進行討論後，我們決定不切除部分直腸，採用「經肛門口進入直腸的自然口手術」，用達文西機械手臂切除剩餘的組織，術後病理報告發現完全無殘存癌細胞。

保留直腸與保留肛門一樣重要

直腸是無可取代的，所以有機會的話，保留直腸與保留肛門一樣重要。無論是以腹腔鏡手術或達文西機械手臂進行直腸根治性手術，因為切除部分直腸，手術後會影響到原有的儲存糞便的功能，所以會有術後排便習性改變的問題，而且必須經歷腹部傷口的疼痛及較長的術後恢復期。

以李太太為例，她的直腸腫瘤因為太大顆無法經由大腸鏡完整切除，以往像這類離肛門口很近的腫瘤，雖然沒有癌化情形，未確診為直腸癌，仍需藉由外科手術切除腫瘤，必須切除部分直腸，進而影響她外出的意願及生活品質，對醫師來說會覺得有點不捨，因為一個不是進行性癌症的問題而犧牲部分的直腸，會覺得代價高了點。

知識便利貼

部分直腸癌患者在完成前導式放射治療合併化學治療後，若腫瘤對前導式治療反應非常好，經醫師評估、篩選後並跟患者及家屬進行溝通討論，可採行「經肛門口進入直腸的自然口手術」，但手術後兩年內一定要密集接受大腸鏡檢查及影像學檢查追蹤。

但現在經由醫師評估及篩選後，部分患者其實可採行「經肛門口進入直腸的自然口手術」，就是藉由肛門這個先天的入口配合達文西機械手臂的運用來切除離肛門口很近的腫瘤，除了可以免除腹部傷口所帶造成的術後疼痛，也可以有更快的術後恢復而縮短住院時間，同時最重要的是可保留直腸而避免排便習性改變的問題。通常手術當天即可下床，也可正常飲食，手術後第二天即可出院。

Q19 手術後腫瘤已清除，可以不接受化學治療嗎？

第三期大腸癌病患手術後需接受輔助性化學性治療，而且醫學統計已詳列存活率有顯著提升，不過臨床上，仍有許多人不願意接受化學治療，殊為可惜，但為提高存活率及保有生活品質，應積極接受正統的治療計畫及療程。

為什麼手術後要接受輔助性化學治療？國際間各國醫學臨床研究及癌症治療經驗證實，第一期、第二期大腸癌的腫瘤小，復發、轉移風險低，進行手術後輔助性化學治療，對於提高存活率並沒有極高效益，只要採取觀察及定期追蹤即可。

令人惋惜的例子——劇場泰斗李國修

第三期大腸癌手術後，雖然腫瘤已經清除，在巨觀上的臨床檢測也看不出有殘存癌細胞，實際的統計數字卻顯示為第三期大腸癌有高復發率，且具有轉移其他器官的高風險率，例如屏風表演班、果陀劇場知名導演李國修，即是一個令人惋惜的例子。

手術後輔助性化學治療能提高第三期存活率

手術後的輔助性化學治療，可以提高第三期病患的存活率，從下表所列出顯著提升的五年存活比率數字即可看出，然而在臨床上，無論醫師如何告知、勸導患者，仍有許多人不願意接受化學治療，因為治療期間為期半年，聽來就讓人聞之卻步，更遑論治療的過程中，還可能會出現一些令人不適的副作用。

知識便利貼

由於目前先進新穎的化學治療藥物及標靶藥物，已有許多國際臨床證據顯示，只要大腸直腸癌第三期患者願意積極接受輔助性化學治療，以及第四期的患者接受積極性化學治療合併使用標靶治療，都有極高的存活率及生活品質，所以不應輕易拒絕化學治療或標靶治療。

大腸直腸癌是少數治癒率高的癌症，對化學治療的反應良好，而且大部分的藥物並不會造成掉髮，也不會有嚴重的噁心、嘔吐或口腔潰瘍，通常使用一些症狀控制藥物即可處理不適的問題。

況且醫學日新月異，不斷推陳出新的化學治療藥物及不同的用藥作法，皆是為了提高患者的存活率和保有生活品質，通常我會積極勸導病患及家屬，而且不斷與他們溝通，希望他們勇敢面對這個疾病，信賴我的治療團隊，接受正統的治療計畫及療程。

·西元2005至2009年新診斷四種癌症五年期別存活率·

期別	乳癌	大腸癌	口腔癌（含口咽下咽）	子宮頸癌
第 0 期	97.3	85.4	76.5	96.4
第 1 期	95.5	81.5	77.8	84.0
第 2 期	89.1	71.8	68.2	62.2
第 3 期	70.6	56.6	51.4	39.0
第 4 期	25.2	10.1	32.8	17.6

備份：分析二〇〇五至二〇〇九年醫院申報四種癌症期別之五年存活資料（追蹤至二〇一〇年）

表示七成以上存活率

備註：

1. 資料來源／衛生福利部國民健康署（民國九十八年癌症登記報告）
2. 五年存活率是根據過去統計資料，一群病況類似的病人在罹病達五年之後仍然存活，大腸直腸癌零期的病患經過治療後，幾達百分百，五年後病人死亡約為十四至十五%，但根據統計，大部分死亡原因係非腸癌因素，而是死於意外、心血管疾病等事件。

Q20

化學治療怎麼做？

臨床上，大腸直腸癌的化學治療除了注射劑型也有一些口服劑型，甚至有一些藥物可以替換搭配不同劑型的組合，而選擇住院治療或是在門診注射，甚至情況允許時，還可考慮居家注射。

大腸直腸癌的化學治療大致分為兩大類，一種是已接受手術腫瘤完整根除，後續需要化學治療的狀況，另一類則是應用在已有遠端器官轉移的第四期癌症。在前文（見Q６）的大腸直腸癌各癌症分期主要治療方法表中，我們有較詳細的說明哪些患者需要做化學治療。

需不需要化學治療須依照治療準則

針對患者接受手術切除腫瘤後，病理報告判定為第三期，需再施以手術後化學治療，以及少部分第二期患者，手術後經醫師判定具危險因子者，也必須接受化學治療，這類的化學治療，通常以預防性意義較大。

若是採取藥物注射方式，通常是每兩週住院一次，每次治療療程為三天，總共需要十二次療程，總療程為期約半年。若患者年紀過大，或整體身體評估狀況不佳，以及第二期具危險因子的患者，可考慮投以口服劑型的化學治療藥物即可。

知識便利貼

即便是已有遠端器官轉移的第四期腸癌，以現今發展出來的化學藥物治療，也會有令人讚賞的成效，甚至接受一段化學藥物治療後，仍可進行積極性手術，所以不要因為聽到醫師判定是第四期腸癌就決定放棄治療。

目前有研究報告指出，有些新的口服藥物已可取代注射方式，所得到的治療效果及存活率與傳統注射藥物一樣好；另外，有些不同類型藥物組合注射方式，能夠縮短每次注射時間及總療程次數，患者可以選擇在門診注射或居家注射，經過臨床證實，效果一樣有效。因此每位患者可依照自己的狀況與醫師討論，再決定該選擇哪一種方式較為有利及方便。

以往，針對局部腫瘤侵犯範圍過大且無法使用手術切除，或者已有遠端器官轉移的第四期大腸癌，治療目標通常是控制疾病，而非根治；但現今化學治療藥物的進展和過往年代相比，已有長足進展且令人欣喜的成效，再加上外科醫師手術技術的精良及新穎手術器械的協助，部分患者使用化學藥物治療一段時間後，局部腫瘤或轉移處腫瘤會變小，此時再利用外科手術予以完全切除，達到根治效果，所以化學治療對這類患者而言，不僅只是控制疾病而已，同時也具有治療性的角色。

Q 21

什麼是標靶治療？

所謂的標靶藥物，是指這類藥物會循著癌細胞的特有生物特徵，直接找到癌細胞而進行攻擊，殲滅目標。

癌症最可怕之處就在於癌細胞會不斷的突變、無限制增生、本身會釋放生長因子刺激血管新生，以提供營養給癌細胞，讓癌細胞不斷往外擴展，進而影響正常組織及人體運作。

標靶藥物可直接命中癌細胞

近年來分子生物醫學的蓬勃發展，已經在癌症治療上繳出亮眼成績。科學家們研究發現，癌細胞增生的途徑非常複雜，目前確知它們具有一些特有的生長因子或訊號路徑，而所謂的標靶藥物，是指這類藥物會循著上述的癌細胞特有生物特徵，直接找到癌細胞進行攻擊；具有高度的對象選擇性，可直接殲滅目標——「癌細胞」，所帶來的副作用不同於傳統化學治療且毒性減少許多，並能達到確切的治療效果。

標靶藥物分兩大類

目前臨床上大腸直腸癌的標靶治療藥物有兩種，一種是阻斷癌細胞訊息傳遞路徑的標靶治療藥物，一種是抑制血管新生的標靶治療藥物。

一、阻斷癌細胞訊息傳遞路徑的標靶治療藥物

可與表皮細胞生長因子受體（epidermal growth factor receptor，簡稱EGFR）結合的藥物。根據研究，表皮細胞生長因子受體（EGFR），與癌細胞內一連串細胞存活訊息的傳遞、不正常分化、無限制複製增生、侵犯正常組織、轉移到其他器官的機轉有關，而腸癌的癌細胞膜表面，可偵測到較多的表皮細胞生長因子受體，這類型藥物是藉由與表皮細胞生長因子受體的結合，阻斷癌細胞內不正常的發展，達到扼殺癌細胞的目的。

目前，只要患者的表皮細胞生長因子受體檢測呈陽性，RAS的基因檢測正常的第四期大腸直腸癌病患，與化學治療藥物合併使用於第一線治療，便可享有健保給付。

二、抑制血管新生的標靶治療藥物

這種藥物藉由抑制腫瘤相關的血管生成，讓血管無法運送養分到腫瘤細胞內，達到抑制癌細胞的生長。該藥物主要作用於抑制血管新生，所以手術前、手術後的使用時間點必須嚴格控制，避免造成出血的危險，同時要考量傷口不易癒合。目前，對第四期大腸直腸癌的病患，可與化學治療藥物的合併治療，健保可以給付。

知識便利貼

標靶治療藥物可以精確且直接的殲滅癌細胞，有效縮小腫瘤體積，並延長存活期。使用時機及適合使用的病況仍須由醫師詳加評估判定。

標靶藥物費用不便宜

根據臨床研究統計，標靶治療藥物可以有效縮小腫瘤體積，並延長存活期。另外，原本屬於無法手術切除的腫瘤，經由此一療程，會大幅度增加手術切除的機會。不過這類標把藥物非常昂貴，若無健保給付，需花費上百萬的醫療費用，對病患來說，是非常沉重的經濟負擔。

Q22

可以只做標靶治療，不做化療和手術嗎？

臨床上，部分患者會提出不想開刀，也不想做化學治療，要改用標靶藥物治療，認為治療效果高，副作用比化學治療為少，其實標靶藥物搭配化療藥物，相輔相成後，才能顯現效果。

對癌症病患來說，標靶藥物的問世無疑是癌症治療的一線曙光，經由報章雜誌的廣為報導宣傳，更增添其神奇的治療傳說，也因為如此，有不少患者對這類藥物抱持過高，且不正確的期待及想像。

標靶治療不是萬靈丹

首先，它不是預防針，使用它並不能預防癌症復發或轉移至其他器官。針對原本沒有其他器官轉移的患者治療，目前沒有研究證據顯示使用後有更好的存活率，或更低的復發、轉移率。其次，它也非萬靈丹，很多病患為了逃避手術、化學治療，直接告訴我說他／她想自費使用標靶藥物治療就好，才不會有那麼多化學治療的毒性，也不會有手術的疼痛不適，而且「標靶治療……」，聽起來就是很炫、很有效的治療方法。其實是不正確的觀念。

前文已經談過，不管是大腸直腸癌或其他癌症，大部分的癌症治療原則，都是以手術完全切除腫瘤為首要治療選項，若臨床上無法以手術切除腫瘤達到根治效果時，才會退而求其次以化學治療或放射治療輔助處理，因為僅靠化學治療或放射治療，癌細胞很有可能因為藥物或放射線的療效存在，僅被壓抑著而已，當治療效果消逝時，癌細胞常常又會復甦，甚至反撲、進展得更快速。

標靶藥物搭配化療藥物才能顯現效果

根據研究統計及臨床上的使用經驗，對於轉移性的大腸直腸癌患者，標靶藥物搭配化學治療藥物組合使用，其治療效果比單獨使用化學治療藥物好，且研究數據呈現平均存活期有提高，而單獨使用標靶藥物目前仍具有爭議性，因為並無臨床研究證據證實，單獨使用可增加治療率。

現階段，除非患者整體身體情況不佳、化學治療副作用太大造成不良的生活品質，否則不建議單獨使用標靶藥物。通常我會告訴患者，接受治療時，就像正在烹煮一鍋火鍋，化學治療是火鍋的湯底，標靶藥物是加進去的火鍋料，湯底及火鍋料缺一不可，需要加在一起，才可以煮出色香味俱全的火鍋。

基因檢測的功能為何？

雖然現今大腸直腸癌的化學治療藥物及標靶藥物，已有許多臨床研究及證據顯示其療效，並已有許多治療組合準則，而且大部分都有健保給付，但是在治療時有些使用規範及限制。近年來有先進的基因檢測技術，可以在化學治療開始前，透過基因檢測結果來選擇最適合患者個人的化學治療藥物及標靶藥物，除了可以減少副作用的發生、避免不必要的醫療費用支出，更重要的是，可以為患者爭取到更多的治療空間及時間，這也是一種量身訂做的個人化治療。

通常，只有第四期腸癌的患者才需要做基因檢測。這裡所指的基因檢測，最主要是檢測表皮細胞生長因子受體（EGFR）是否呈陽性，及RAS

的基因檢測是否沒有突變。若表皮細胞生長因子受體（EGFR）呈陽性，且RAS的基因檢測沒有突變，則可使用「阻斷癌細胞訊息傳遞路徑」類的標靶藥物，這類型藥物是藉由與表皮細胞生長因子受體的結合，以阻斷癌細胞內一連串不正常的發展，而達到扼殺癌細胞的目的。

另外，腸癌患者的基因檢測還有一種是UGT1A1的檢測，主要是檢測患者肝臟內的一種特殊代謝酶，如果患者的這種特殊代謝酶屬於變異型，則對藥物的代謝能力會變差，進而產生強烈的藥物毒性。

知識便利貼

化學藥物確實會出現藥物副作用，而令人聞之色變；標靶藥物也確實是很先進的治癌利器，但目前所有大型研究證據皆指出，兩者應同時併用，才能達到最好的效果。

Q 23

化學治療及標靶治療一定會掉頭髮嗎？

接受化學治療的患者常擔心副作用，由於化療藥物作用是殺死癌細胞，對身體正常細胞仍會有影響，所以目前問世的新穎藥物，除了強調療效，也期望能讓治療期間的不舒服減少。

每當我告訴患者需要進一步接受化學治療時，大部分的患者最常問的問題是：「會不會掉頭髮？會不會吐得很厲害？」

大腸直腸癌化療藥物副作用比其他癌症藥物輕

其實化學治療的藥物，主要作用是殺死癌細胞，想當然爾，其藥物毒性一定很強，同時也會影響身體正常的組織細胞，尤其是體內原本就有一些器官的細胞分裂快、生長迅速，更容易產生明顯症狀，例如會影響口腔黏膜，形成潰瘍；影響毛囊細胞，會造成落髮；影響腸道黏膜，容易腹瀉。

每種藥物會造成的毒性反應都不太一樣，但以治療大腸直腸癌的化學藥物來看，副作用的產生雖無法避免，但與其他癌症藥物相比，症狀的嚴重性較為緩和。而且有些副作用並不常見，大部分的副作用也會在治療完成後慢慢恢復。通常第二期（少部分）及第三期患者常使用的化學治療藥物有：截瘤達（Xeloda）、Fluorouracil（5-FU）、歐力普（Oxaliplatin）、友復（UFUR）等等，落髮的狀況非常少見。

在我的治療經驗中，有不少第三期的患者年紀大於七十歲，大部分都能如期完成半年的化學治療療程；而部分八十歲以上，身體機能及行動力正常的老人家，也同樣能夠順利度過整個療程。迄今，醫學雖然無法治癒所有的疾病，但仍持續有新穎藥物問世，目的都是希望能消滅癌症或降低化學治療引起的副作用及不適症狀。

知識便利貼

每種化學藥物造成的毒性反應不太一樣，治療過程中的不舒服是必要之惡。但以治療大腸直腸癌的藥物來看，副作用的產生雖無法完全避免，但與其他癌症藥物相比，症狀的嚴重性相對緩和。

基於醫學長足的進步，我常會告訴患者，治療過程中的不舒服是必要之惡。罹病初期時的打擊煎熬、接續的手術治療，已經讓我們取得抗癌考試的及格證書，若再努力補足化學治療這一段療程，就有機會為自己的生命爭取到更好的成績，得到更完整的保障。

Q24 化學治療有哪些副作用？

化學治療期間，會隨著藥物作用出現副作用，有些人會發燒、倦怠感、精神不好，有些人會腹瀉、食慾不佳，其實只要配合醫師及治療團隊的指示，大部分的症狀都會獲得控制及緩解。

下面數個表格，是常見大腸直腸癌化學治療時常見的副作用、症狀及處理方式，部分少見的症狀和少數具特異體質的個人有關，不在此詳述。

患者只要在治療期間注意，並且配合醫師及治療團隊的指示，記錄觀察自身出現的反應及不適，再告知醫師，大部分的症狀都會獲得控制及緩解。所以當醫師告訴你，需要進一步接受化學治療時，請勇敢、積極的面對它。

·常見大腸直腸癌化學治療的副作用、症狀及處理方式·

副作用	原因	病患可能有的自覺	處理或治療方式
血球過低	·化學治療藥物會抑制骨髓造血功能，影響血球的生成，注射治療的劑型又比口服劑型影響更大。 ·通常白血球及白血球分類計數的數量低下時，需要特別小心，因為白血球是免疫系統的一部分，是身體抵抗傳染病及外來異常物質的第一道防線，如果這類血球過低，又持續接受化學治療，則很可能造成人體整個防疫功能的崩壞，而發生嚴重感染或敗血症因此致命。 ·另外有些病人也會有血紅素下降，出現貧血情形。這些血球低下的發生，通常會在注射藥物後七到十天降到最低點，除了前文提到的免疫力容易下降，發生感染外，常常還會造成病人倦怠感。	發燒、倦怠感、精神不好、虛弱、蒼白。	1 這是常見，但不嚴重的副作用，大部分延後一週治療、調整藥物劑量或攝取高蛋白質食物即可改善。 2 每兩週住院接受化學治療前，都要接受血液檢測，確定白血球、白血球分類計數及血紅素等都在正常範圍內，才可接受治療。 3 如果血球數過低，經醫師評估後，可能需要延後治療時間一週、調整藥物劑量或中斷治療。必要時，也會先採取保守療法，包括輸血，或給予白血球生長激素等。 4 在化學治療期間，盡量不要到人群眾多的密閉空間或公共場所，如果無法避免，須戴上口罩及加強洗手。 5 攝取高蛋白質食物，包括：蛋類、魚類、肉類，補充蛋白質可以促進血球再生。 6 化學治療期間，避免攝取生食。

副作用	肝功能異常
原因	・大多數藥物都是經由肝臟代謝，所以肝臟細胞也有可能會受到損傷，尤其原本就有慢性病毒性肝炎的患者，更需要注意。
病患可能有的自覺	倦怠感、噁心、食慾不佳。
處理或治療方式	1這是常見，但不嚴重的副作用，大部分延後一到二週治療、調整藥物劑量即可改善。 2通常在化學治療療程開始前，會先檢測患者是否有B型或C型肝炎，若呈陽性反應，會先會診腸胃內科醫師，給予病毒性肝炎的治療，以免在化學治療期間因肝臟細胞受損而造成肝炎急性發作。 3治療期間每兩週住院接受化學治療前，血液檢測項目包含肝功能指數（GOT、GPT），確定指數在正常範圍內，才可接受治療。 4肝功能指數（GOT、GPT）過高，需要延緩化學治療，直到肝功能恢復到一定的程度。

副作用	原因	病患可能有的自覺	處理或治療方式
腎臟功能異常	・少數藥物也會造成腎臟毒性。	少尿或無尿。	1這是較少見的副作用。 2治療期間每兩週住院接受化學治療前，血液檢測項目包含腎臟功能檢測（BUN、Creatinine），確定指數在正常範圍內，才可接受治療。 3治療期間要有足夠的水分攝取。

副作用	原因	病患可能有的自覺	處理或治療方式
口腔潰瘍	・因為口腔是黏膜組織，其細胞型態分裂快、生長迅速，易受到化學治療藥物的影響受損。	口腔疼痛、無食慾。	1這是常見，但不嚴重的副作用。 2刷牙要用軟毛牙刷。 3使用口內凝膠及醫師處方漱口水治療。 4進食食物的溫度以流質、冰涼感增加舒適。 5增加水分及高蛋白質、高熱量食物。

副作用	噁心、嘔吐
原因	‧接受大腸直腸癌化學治療的患者，大部分都有噁心的情形，這個副作用仍然無法避免，但與其他癌症的藥物比起來，嚴重度屬輕微。 ‧嘔吐的情況也有，但比噁心感更輕微。有些患者在化學治療開始幾個小時內就會出現，有些會在結束後一、兩天才出現，通常會持續幾個小時或幾天。
病患可能有的自覺	噁心、反胃、無食慾、嘔吐。
處理或治療方式	1在開始注射化學治療前，通常會先給予止吐劑、抗過敏針劑、類固醇藥物，這些是為了降低化學治療藥物帶來的副作用。但這些藥物的種類、劑量及給予的頻率都是可以調整的，端視每個病人的反應而定，所以患者需告知醫師及治療團隊自己每次注射後的症狀及反應，醫師才可以適時調整藥物，幫助每個患者將不適感降到最低。 2患者或家屬在準備食物方面需多費心，因為每個人的口味及飲食習慣可能會因藥物有所改變，大原則以少量多餐、易消化、高蛋白質食物為主。 3常補充水分。

副作用	腹瀉或便祕
原因	‧腸胃道也是黏膜組織，其細胞型態也屬分裂快、生長迅速，易受到化學治療藥物的影響受損，所以容易有腹瀉的症狀。 ‧有些化學治療藥物對每個患者造成的影響也不盡相同，同一種藥物，有些人會便祕有些人則會腹瀉。
病患可能有的自覺	腹瀉或便祕。
處理或治療方式	1便祕或腹瀉時可以藥物輔助，減緩症狀帶來的不適。 2由飲食調控，便祕時多吃高纖維食物，腹瀉時以清爽不辛辣、不油膩的食物為主。

副作用	落髮
原因	‧落髮是因為毛囊也是人體另一個生長分裂快速的地方，但大腸直腸癌化學治療的藥物所造成落髮的情形與其他癌症的藥物相比，亦屬輕微，而且也不是所有的藥物都有此副作用。落髮的程度則因人而異，但化學治療療程停止後，頭髮就會恢復生長。
病患可能有的自覺	落髮。
處理或治療方式	1保持頭髮與頭皮的清潔，梳頭時要輕柔，最好用大梳子或者軟毛刷。 2枕頭要用棉或絲質。尼龍會刺激頭皮。 3勿燙髮、染髮，以免加速脫髮。 4可以選擇戴帽子、假髮或者用頭巾。

副作用	過敏、皮膚色素沉著
原因	・因為皮膚也屬於生長分裂快速的細胞。
病患可能有的自覺	脫皮、搔癢、皮膚顏色變深。
處理或治療方式	1這種副作用通常不嚴重，但若狀況較重者，醫師會給予藥物調整或改變。 2在乾燥處塗抹乳液或保濕潤膚產品。

副作用	週邊神經毒性
原因	・當化學治療的藥物造成週邊感覺神經病變，病人會有手麻腳麻、感覺神經異常等症狀，會隨著藥物施打的劑量累積，而造成麻刺感加重，但並非每個人都會出現，通常藥物停止後，會逐漸消失。
病患可能有的自覺	手麻、腳麻。
處理或治療方式	1可以使用含維生素的乳液/霜。 2可以服用高單位維生素B群。 3可以使用一些藥物改善麻刺感。 4如果症狀持續加重，影響活動度，則可能須停止化學治療。

Q 25

標靶治療有哪些副作用？

雖然標靶治療藥物是癌症治療的一線曙光，但還是會令人擔心使用後所產生的副作用，目前最常被使用的爾必得舒（Erbitux），副作用多半都是皮膚方面的反應；癌思停（Avastin）最大的副作用則是出血及傷口不易癒合。

目前衛生福利部核准使用於大腸直腸癌的標靶藥物有四種，一般來說，標靶藥物比較沒有上述化學治療藥物的副作用，偶爾有些個案研究報告，但整體來說並不常見。

阻斷癌細胞訊息傳遞路徑類的藥物，常見副作用是皮膚症狀

衛生福利部核准使用的標靶藥物中，爾必得舒（Erbitux）、維必施（Vectibix）是屬於阻斷癌細胞訊息傳遞路徑類，一般病人使用後最常見

的反應是皮膚方面的症狀，主要是類似：青春痘、紅疹、皮膚乾裂、脫屑，所以皮膚是照顧重點，應該要使用溫和的清潔產品、避免刺激皮膚、注意皮膚的保濕，要使用乳液或乳霜滋潤皮膚。

抑制血管新生類的藥物常見副作用是出血、傷口不易癒合

另外一類核准的標靶藥物是抑制血管新生的藥物，這類藥物的作用為抑制血管新生，使用之後可能會有傷口不易癒合的現象，所以施行手術前、後，都應停止使用這類藥物至少六週的時間。另外，在使用期間，應盡量避免拔牙。這個藥物也會造成高血壓，所以需特別注意血壓監測，必要時需用藥物控制；而原本有高血壓病史者，更需積極控制血壓。

近年來，衛生福利部已通過數種國際上已被證實效用的此類藥物，除了最早通過的癌思停（Avastin）外，還有癌瑞格（Stivarga）、柔癌捕（Zaltrap）、欣銳擇注射劑（Cyramza）。

無論是哪一類的標靶藥物，都是使用在已接受過化學藥物治療失敗後，已有遠處器官轉移的大腸直腸癌患者。這些標靶藥物都非常昂貴，健保非全額給付，部分藥物已有健保給付，但給付條件亦有其限制性，使用

・大腸直腸癌常用的化學治療及標靶治療藥物・

藥物學名	商品名	中文	化療或標靶藥物	給藥途徑	備註
Fluorouracil	5-FU	服樂癌（各廠商譯名不同）	化療藥物	靜脈注射	
Capecitabine	Xeloda	截瘤達	化療藥物	口服	
Tegafur	UFUR	友復	化療藥物	口服	
Oxaliplatin	Oxalip	歐力普	化療藥物	靜脈注射	
Irinotecan (CPT-11)	Irino (CPT-11)	益立諾、抗癌妥（各廠商譯名不同）	化療藥物	靜脈注射	須檢測 UGT1A1
Cetuximab	Erbitux	爾必得舒	標靶藥物	靜脈注射	阻斷癌細胞訊息傳遞路徑類 須檢測 EGFR, RAS
Panitumumab	Vectibix	維必施	標靶藥物	靜脈注射	阻斷癌細胞訊息傳遞路徑類 須檢測 EGFR, RAS
Bevacizumab	Avastin	癌思停	標靶藥物	靜脈注射	抑制血管新生類
Regorafenib	Stivarga	癌瑞格	標靶藥物	口服	抑制血管新生類
Aflibercept	Zaltrap	柔癌捕	標靶藥物	靜脈注射	抑制血管新生類
Ramucirumab	Cyramza	欣銳擇注射劑	標靶藥物	靜脈注射	抑制血管新生類
trifluridine / tipiracil	Lonsurf	朗斯弗膜衣錠	化療藥物	口服	

整理製表：魏柏立

前須事先申請，若醫師評估患者病況，認為已對使用過的化學治療反應不佳，已必須使用標靶藥物，則醫師會準備患者資料向健保局提出申請，若資料齊全且患者病況條件合宜，經健保委員審核通過後即可使用。

Q26 有肝臟或肺部轉移，就是末期了嗎？

聽到腫瘤已經轉移，多數的患者都很沮喪，覺得自己已被宣判死刑。以往醫學工具尚未完備，癌症末期的患者存活率很低，但現在醫療儀器及技術長足進步，積極接受治療，約有三分之一的人可以長期存活。

案例分享：周女士

先切除轉移再標靶加化療

周女士，六十五歲。在二〇〇九年接受直腸癌切除手術，病理期別為第三期，術後也接受了完整的化學治療療程。期間皆定期每三個月規則回診追蹤，術後兩年半時，因胸部X光片發現左肺有一顆陰影，進一步檢查後懷疑是轉移性腫瘤，予以手術切除後，病理報告證實是由直腸癌轉移而來，所以後續再接受了化學治療合併標靶治療。自肺部轉移性腫瘤切除後至今已超過六年了，周女士身體狀況仍平穩，持續每三個月規則回診追蹤。

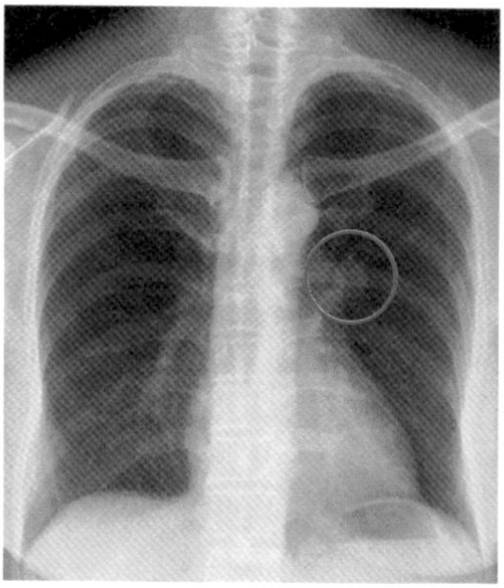

▲圈起來處為一顆肺部腫瘤，但無法由此影像判定為原發肺部腫瘤（肺癌）或是由其他器官轉移而來，需要進行切片才有辦法判定；而且在胸部 X 光片發現這顆異常病灶時，建議需要進一步安排胸部電腦斷層檢查。

國內新增的大腸癌病例中，約有二十五%病患才第一次診斷，就已經是第四期：發現有肝臟或肺臟轉移，或是同時有肝臟及肺臟兩個器官的轉移；以每年新增一萬人估算，約有四千人會產生肝臟或肺臟轉移，其中又以轉移到肝臟為主。

過去無法治療的病況，不代表現在沒有機會

轉移性大腸直腸癌在過去的年代，幾乎像其他第四期癌症一樣，只要發現是轉移，無疑是宣判死刑，醫師會認為腫瘤太大、手術困難度極高，無法嘗試。總括而言，五年存活率不到五%，因此患者只能痛苦的回家等待死亡。

記得多年前，有一位直腸癌合併肝臟轉移的患者苦苦哀求切除腸道腫瘤，依照他的病況，應先接受化學治療，待腫瘤縮小後再進行手術，但我因不忍他的哀求，先執行了手術，結果病人於術後身體愈來愈虛弱，三個月後辭世了。由此個案可以瞭解，轉移性大腸直腸癌的治療不能單靠手術達到治癒，必須配合藥物的幫助才能有效控制病況。

積極治療可以長期存活

現在時代與過往相比已大不同，只要患者不因恐懼藥物的副作用輕言放棄，願意積極接受治療，堅持抗癌，約有三分之一的人可以長期存活。

存活率提高的原因，是醫療儀器的進步及醫療技術的精湛，以及許多新式化學治療藥物和標靶藥物的問世，現今對癌症患者的治療，強調的是可以依據每位患者的病況進行量身定做的治療規劃，因此可大幅提高轉移癌的治癒率。

當大腸直腸已有肝臟或肺臟的轉移時，必須先評估位於肝或肺的腫瘤是否可能被完整切除或治療。另外，也必須考慮大腸直腸腫瘤是否造成出血或阻塞的情形，才決定手術治療和藥物治療的角色及順序。

診斷出肝臟或肺部轉移，對患者來說，通常是末期，但站在醫師角度，若透過診斷及治療工具的研判，有治療的機會，一定會竭盡所能進行治療，但患者需與醫師配合，要提早搶得治療先機，不要等到病情擴大時才來尋求醫師幫忙，就會錯失診治機會。

知識便利貼

根據衛生福利部國民健康署〈二〇一〇年癌症登記報告〉，大腸直腸癌第三期、第四期患者五年存活率比例不低，積極接受治療是最佳療法。

第三期存活率：56.9%

第四期存活率：10.9%

爭取治療黃金時間以提高治癒率

對醫生來說，癌症治療好像參加考試，但考試有分高中、大學、研究所考試，早期發現的癌症，試題容易，治癒率會提高；到了合併轉移癌，很像大學或研究所考試，題目難度高，治療的困難度相對提高。救援有黃金時間，治療大腸直腸癌也一樣，因此勿拖延治療，才會提高治癒率。

Q27 發現癌症有其他器官轉移，我該先化療還是先開刀？

當發現癌症已經有其他器官轉移，大部分的人會問醫師要怎麼治療，其實不管是大腸癌還是直腸癌，都應該先做完整檢查，醫師才能依據治療準則為病人做整體的療程規劃。

當患者被告知已有其他器官轉移時，患者通常會沮喪的說：「……那就是末期了，我剩多久？」我一般會告訴病人及家屬：「並不是。」這不是安慰患者或家屬的場面話，是因為現代醫療進步的情況已不可同日而語，對抗癌症我們手上還有很多武器可以進行作戰。但是接下來要思考的是：應該先接受手術？還是先做化學治療或放射治療？

不管是大腸癌還是直腸癌，都應該先做完整的檢查，評估腫瘤大小、深度、有無淋巴結轉移、有無肝臟、肺臟轉移或其他器官轉移；若不幸已有其他器官轉移，則必須確認轉移處腫瘤大小、位置及數量多寡，全面性的完整檢查後，才能做整體的療程規劃。

多專科團隊的整合療程

目前所有的癌症治療，已經不是外科醫師或血液腫瘤科醫師自行依自己的專科經驗，決定先開刀或直接打化療就好，現今的醫療講求的是團隊治療。亦即當一位患者確診癌症後，將會有一個癌症團隊開會討論病人的病況，癌症團隊囊括各專科領域的醫師：外科醫師、血液腫瘤科、放射腫瘤科、病理科、放射診斷科及腫瘤個案管理師。會議中會討論病人的腫瘤位置、病理報告、影像學檢查是否完備、是否可判定癌症分期、先手術或用藥物控制等等，各科醫師會評估資料後提出見解，然後依患者的狀況做出適當的治療規劃。

因為現今針對癌症的治療方式愈來愈多樣化，有些患者的病況適合先手術再接受化療，有些則需先化療一段時間後，再施行手術；甚至，有些狀況是需要先手術並加上放射治療、化學治療、標靶治療一段時間後，再進行第二階段的手術。這正是目前癌症治療中所強調「量身訂做的個人化治療」。整個療程中，會同時和其他各專科醫師合作診治，為患者提供最有效的治療意見及治療模式，這就是多專科團隊整合療程。

所以發現癌症有其他器官轉移時，應該先化療好、還是先開刀好？並沒有絕對的優先順序，要評估患者的整體狀況，並全面的討論後再訂出適當的治療規劃，而病人最重要的事，就是盡快調整好自己的心情開始備戰，相信你選擇的醫療團隊開始接受治療。

知識便利貼

大腸直腸癌最常發生轉移的部位是肝臟及肺臟，然而這兩個臟器都是沉默的器官，出現病灶時，不會有明顯的症狀，不容易被發現。當肺部或肝臟有了轉移病灶時，只要轉移處腫瘤數目少，而且轉移的腫瘤不是散在性的，就可以考慮先採手術切除，再進行後續其他治療。

相反地，如果轉移至肝臟或肺臟的腫瘤數目非常多，或是分散在該器官的多個部位，那麼藥物治療就可能是第一順位。

Q28 量身訂做的個人化治療可提高存活率？

對於癌症已轉移到其他器官時的治療方式，因近年來治療的武器及藥物不斷創新及愈趨精密，醫師可以根據患者疾病的個別性做療程的規劃，手術不見得會擺在第一順位。

案例分享：蔣小姐

肝臟轉移的癌症療程

蔣小姐，三十六歲，因下腹持續悶痛兩週，本以為是婦科問題，在他院診治後未改善，之後又轉到腸胃科，經大腸鏡檢查後發現是乙狀結腸癌。轉至本院後進一步詳細檢查，發現肝臟有一顆腫瘤，高度懷疑是轉移性腫瘤，經一系列精細檢查後未再發現其他病灶，肝臟處腫瘤僅單一顆，外科醫師評估後，確認可以手術切除，所以在單一手術中，同時切除乙狀結腸處的腫瘤及肝臟腫瘤，手術後病理報告證實肝臟腫瘤為腸道轉移而來。

術後，林小姐接受化學治療十二個療程，在追蹤過程中，於術後兩年時又發現新生的肝臟轉移，經團隊會議再次討論評估後，決定先以射頻燒灼術（Radiofrequency Ablation, RFA）處理肝臟腫瘤後，再繼續進行化學治療及標靶治療。目前，林小姐仍持續接受治療中，期

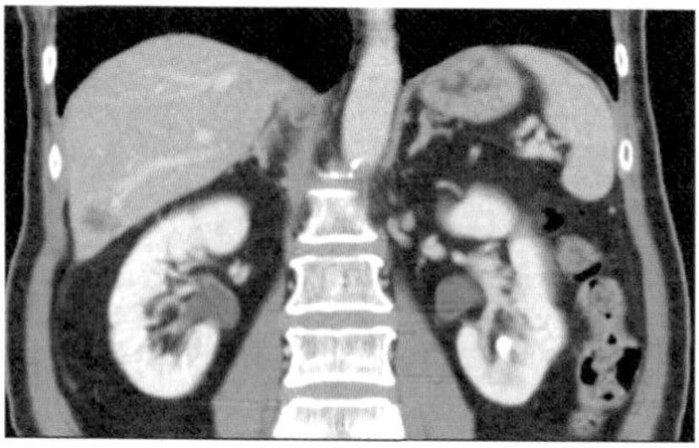

▲上圖為一縱切面之電腦斷層影像，箭頭處為一顆肝臟腫瘤，但無法由此影像判定為原發肝部腫瘤（肝癌）或是由其他器官轉移而來，需要同時詳加審視患者病史：是否有 B 型或 C 型肝炎？肝癌指數：甲型胎兒蛋白 (alpha-fetoprotein，AFP) 是否增高？
但最終結果還是要進行切片才有辦法判定。無論是轉移腫瘤或原發性肝癌，經評估後如果為單一腫瘤、患者身體狀況穩定、切除後剩餘肝臟仍能負荷身體所需，這類病人的治療，以手術切除腫瘤為優先考慮。

間，如果病況獲得緩解，就密集追蹤暫停化療注射改以口服控制，及至目前，仍保有不錯的生活品質，持續追蹤接受治療已超過四年半。

案例分享：林先生

分三階段的治療計劃

林先生，是一位牙科醫師。排便習慣改變及便血已一年而未予理會，後因體重減輕就醫，經檢查後發現是直腸癌合併肺部轉移。醫師評估其病況，計畫先針對直腸處腫瘤進行手術前放射治療合併化學治療。另因為肺部腫瘤確認只有一顆，可以手術完整切除。所以醫師所安排的治療計畫，共分三個階段。

第一階段是直接進行手術前放射治療合併積極性化學治療，當治療療程結束，需等待六週後再進行直腸腫瘤切除手術（此患者於一〇二年接受治療，現今已建議直腸癌放化療後六至十二週再進行手術），在此等待期間，則進行第二階段治療：安排手術切除肺部的轉移腫瘤，並於恢復期，即開始化學治療搭配標靶治療。然後，再進入第三個階段：切除直腸腫瘤，後續再繼續使用化學治療加標靶治療。

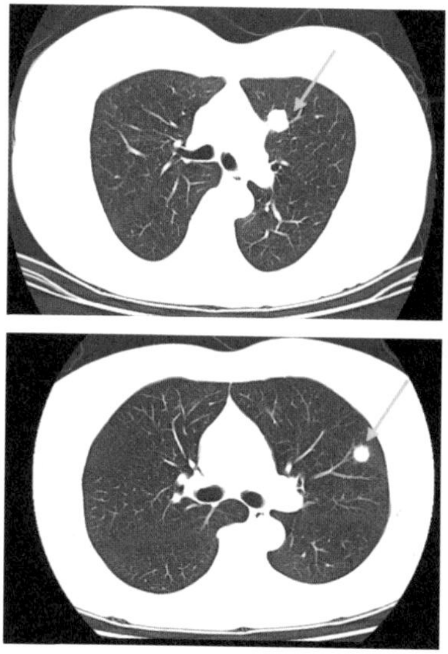

▲上下皆為橫切面之肺部電腦斷層影像，分屬不同的兩位患者。
上圖箭頭處為一顆左側肺部腫瘤；下圖箭頭處也是一顆左側肺部腫瘤。這兩位患者經詳細檢查後，都無其他器官轉移，也都是單一顆肺部腫瘤，最後都接受了內視鏡手術切除，病理報告確認是由腸癌轉移而來的肺部腫瘤。

案例分享：王伯伯

大腸癌的肝臟轉移治療

王伯伯退休後相當熱衷於運動養生，有數個月時間感覺腹脹、食慾不好，他猜想可能是胃不好，後來因體重減輕非常明顯，經朋友提醒就醫檢查，檢查後發現是大腸癌合併肝臟轉移，屬於第四期。

因為王伯伯的大腸腫瘤造成貧血及腸阻塞，而肝臟轉移的腫瘤較大，所以醫師先予以手術切除大腸腫瘤，術後再安排化學治療合併標靶治療，施打一段時間後，評估肝臟腫瘤已較縮小，再進行切除。當然，後續再持續使用化學治療加上標靶治療。

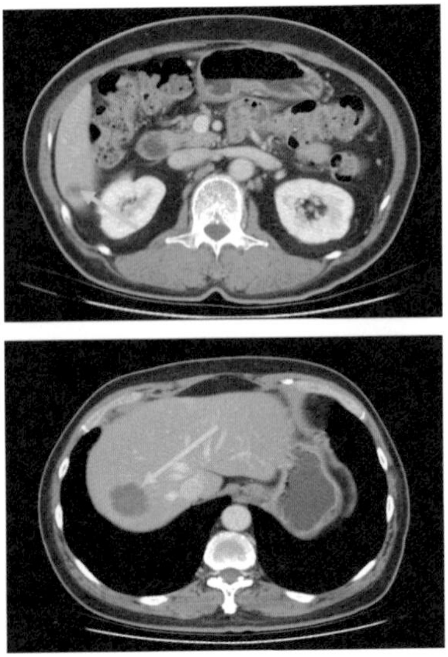

▲兩位不同患者之腹部電腦斷層橫切面之影像，箭頭所指處各為一顆肝臟腫瘤。

原則上，如果腫瘤發生位置很單純地是在大腸裡面，沒有轉移至其他部位，直接手術就可以了，能早期發現癌症，手術切除後只要定期追蹤，就能夠保有良好的生活品質；而案例一的蔣小姐，發現腫瘤時，已是大腸癌合併肝臟轉移，屬於第四期，但其肝臟轉移腫瘤只有一顆，而且腫瘤位置未貼近肝臟大血管，所以醫師仔細評估後，直接同時予以手術切除腸道及肝臟的轉移腫瘤，術後再安排化學治療。

後來，雖然肝臟又產生新的轉移腫瘤，但評估討論後，決定進行射頻燒灼術（Radiofrequency Ablation, RFA），以減少對肝臟的破壞，後續再接著進行化學治療及標靶治療。及至目前，雖然仍持續接受治療中，但期間若病況獲得緩解，血液腫瘤科醫師就暫停化療注射，改以口服控制輔以密集追蹤（我們稱之為「化療假期 chemotherapy holiday」），追蹤過程中若有異常惡化狀況，就再繼續藥物注射治療；蔣小姐目前仍與疾病共存，保有不錯的生活品質，未注射藥物時，仍會與家人安排旅遊，現已持續追蹤接受治療超過四年半。

案例二的林先生病況更為複雜，他屬於我們前文談過的直腸癌，而直腸癌的治療，除了第一期直腸癌可直接手術切除外，其他期別皆可接受手術前前導性放射治療合併輔助性化學治療。因此，林先生雖然在診斷時已發現肺部轉移，但僅有單一顆肺腫瘤所以經過團隊討論評估後，仍然先施行前導性放射治療合併化學治療。療程後，在等待直腸腫瘤手術的六至十二週間，胸腔外科醫師再爭取時效進行肺部腫瘤切除，尋求治療療程各時間點可完全契合不間斷。

另外，案例三的王伯伯，他跟案例一的蔣小姐一樣是大腸癌合併肝臟單顆轉移病灶，雖然轉移處只有一顆腫瘤，但評估後發現他肝臟腫瘤太大，若直接手術可能必須切除較大範圍的肝臟，所以先予以手術切除大腸腫瘤，術後再進行積極性化學治療合併標靶治療，等肝臟腫瘤縮小後再進行切除。

在癌症初診斷時就發現有其他器官轉移，是最容易讓患者失去治療意願的；在過往年代，這類患者若未接受正規治療，通常存活率不到一年。但經由現在日新月異的標靶藥物及化學治療藥物的幫助，在治療一段時間後，都能有機會讓患者可切除原先無法以手術切除的腫瘤，雖然是帶病存活，卻仍能保有不錯的生活品質。

知識便利貼

射頻燒灼術（Radiofrequency Ablation, RFA）也是近幾年來日新月異醫療科技的進步與創新產物，亦為根除性的治療方式之一，引領近十年來肝癌治療的主流。

其運用的原理是在超音波的精確導引下，在肝腫瘤內插入電極針，射頻的能量會被釋放出來，經由離子激化（ion agitation）後，再進一步轉換成熱能的形式，造成局部組織的凝固性壞死（coagulation necrosis）而達到治療的目的。目前除了肝癌，肝臟轉移性腫瘤經評估後也可治療。

Q 29

只吃中藥及生機飲食排毒就可抗癌嗎？

癌症病患的親朋好友常會熱心提供不同的治療意見，有人認為單純吃中藥或生機飲食排毒法，就能夠治好癌症，但目前沒有足夠的科學證據可以證實這樣的理論。

案例分享：彭先生

拖延後讓病情加重

彭先生是大腸癌第三期病患，手術後接受了化學治療，定期追蹤到了第二年時，不幸發現了一顆肝臟轉移腫瘤，醫師非常積極為彭先生安排各項檢查，最後確認其肝臟腫瘤為單一轉移，而且腫瘤可以手術切除，評估切除後剩餘的肝臟也能負荷身體所需。

醫師為其說明治療計畫：先以手術切除肝臟腫瘤後，再繼續輔以化學治療。但彭先生非常害怕再接受手術，也排斥再接受化學治療，而且逃避回診追蹤，常拖到兩、三個月才回診，期間 CEA 指數節節上升，患者一直延後醫師為他安排的治療，自稱正進行特殊生機飲食，會慢慢看到效果。在發現轉移半年後，醫師再為患者安排了影像學檢查，發現肝臟腫瘤持續長大且數量變多，CEA 指數也繼續惡化中，但彭先生依舊不願接受其他治療。

案例分享：黃女士

消極面對肝臟轉移

黃女士也是第三期大腸癌患者，一樣在手術後接受了十二次化學治療，但在化學治療療程結束後沒多久，影像學檢查就發現在肝臟有多顆轉移腫瘤，雖然腫瘤都不大，但因肝臟的左、右葉都有，如果手術切除肝臟會造成剩餘肝臟過少，無法負擔身體所需，所以醫師希望黃女士接受化學治療合併標靶藥物治療。

黃女士知道有肝臟轉移後心情非常低落，對後續檢查及治療計畫未再積極參與，而且她覺得自己結束化學治療療程後，精神、食慾都很好，沒有任何不舒服，所以她不覺得需要再做檢查及治療了。醫師予以詳盡解釋，但黃女士認為自己目前生活、飲食型態都非常養生，每天練氣功，吃生機飲食就可以了，雖然，她的 CEA 指數持續倍增，但她仍堅持自己的做法。

上述第三期大腸癌的案例，雖然都接受了手術及完整治療，但癌症的多變性可從其仍未受控制的繼續進展看得出來，這是很容易令人喪失鬥志、放棄努力的地方。由於，目前沒有足夠的科學證據證實，單靠吃中藥及生機飲食就能有效控制癌症，因此像彭先生的轉移處腫瘤，只在單一器官，而且切除後剩餘肝臟仍能正常運作，所以會積極建議在未繼續擴展到其他地方時，盡快進行手術切除，因為單一轉移腫瘤切除後，在臨床上顯示仍有很好的癒後。

而黃女士雖然是多發性多顆轉移性腫瘤，不適合進行手術切除，但因為仍有許多藥物，以及方法可以進行積極治療，也不應立即放棄。所以我認為民眾還是應該以接受正統治療為主，再搭配其他輔助療法強化自體免疫功能。

攝取足量優質蛋白質獲取營養

接受化學治療期間，由於身體正處於破壞後再建設的重建階段，此時執著落實生機飲食，終日以蔬果、堅果及雜糧穀類做為食物來源，身體將缺乏修補組織的原料，導致白血球過低、體重下降。因此，化學治療期間更需注意攝取足量優質蛋白質，例如：瘦肉、魚類、雞蛋及黃豆製品等，避免因營養不良而影響治療進度。

化療期間需養成正確飲食觀念，維持適當體重

化學治療期間體重減輕就是營養不良的重要警訊，當體重已經明顯降低、食慾變差時，可能會進一步因引起癌症惡病質，產生更為嚴重的厭食情形。根據研究指出，約有二十%癌症病人是死於營養不良，而非癌症本身，因此化學治療期間的飲食應以高蛋白、高熱量為主，才能供給身體組織修復利用。

知識便利貼

化學治療期間的飲食建議，是每日蛋白質建議攝取量為每公斤體重乘上一點五克，以五十公斤體重為例，每天可攝取七十五克蛋白質。優質蛋白質主要來源，包括：瘦肉、魚類、雞蛋及黃豆製品等，亦可選擇含精胺酸、支鏈型胺基酸、甲硫胺酸等胺基酸的蛋白質補充品，具有促進肌肉蛋白質合成、強化免疫系統的功能，還可以做為正餐外的營養補充使用。

Q30 治療期間出現的噁心、嘔吐等不適，可透過飲食改善嗎？

正在接受化學治療的患者，常會感到噁心、嘔吐、胃口不佳、沒有食欲，然而患者的營養補充又和治療息息相關，因此吃什麼及怎麼吃，將是患者及家屬必須正視的問題。

案例分享：許先生

噁心感造成食慾不振

六十六歲的許先生，大腸癌手術後正接受化學治療中，但當每兩週一次的療程只進行到第四次時，許先生在化學治療療程前的抽血指數不只血紅素不及格，白血球及各項白血球分類計數都明顯低下，而且許先生顯得疲憊，體重自手術後也未增加，醫師不得不暫停化學治療一次。

經詳細詢問，因為許先生在進行化學治療期間，會有噁心感，雖然沒有吐出來，但他仍害怕那種感覺，所以在注射藥物期間都盡量不吃東西不喝水；回家後，因為太太認為他是癌症病人要吃得健康一點，所以在烹調食物方面就秉持少油、少鹽、清淡口味為主。

許先生原本飲食習慣就是比較喜歡重口味，生病後因為藥物影響再加上被限制飲食，所以這段時間一直吃得不好，體重也未增加，甚至導致血球數下降而必須延後治療療程。

案例分享：廖女士

錯誤資訊影響治療成效

廖女士同樣在接受大腸癌手術後的化學治療，當療程進行到第五次時，醫師提醒她要再多吃一點，因為每次化學治療療程前的抽血指數，血球數字都在及格邊緣，醫師擔心後續療程無法完成。廖女士手術後體重增加了一點五公斤，精神、食慾都不錯，進一步詢問她的飲食狀況時，她說身邊朋友告訴她已經得了癌症，不要吃肉也不要吃太營養，以免殘餘癌細胞繼續長大。

治療期間進食需更營養

有部分癌症病人認為，在接受治療的過程不能吃太營養，不然會把癌細胞養大，其實這是不對的。因為在接受治療期間，不管是化學或放射治療，都是作用在腫瘤或被腫瘤侵犯的組織，癌細胞已經受到撲殺及抑制；相對的，這些治療多少也會對正常組織造成一些損傷，所以需要補充比平常更足夠的營養及蛋白質，以利修補治療時所產生的組織損傷。對正常組織進行修復，也才能維持良好的狀態及體力接受治療。

在接受治療期間，最好以少量多餐方式進食，也就是說除了三次正餐外，應視情況安排點心時間。所謂的點心，絕對不是糖果、餅乾等高熱量食物，而是要準備豆漿、布丁、木瓜牛奶等富含蛋白質、高熱量，且又容易吞嚥的食物。食用正餐時，應調整進食順序，先吃蛋白質類食物，如：瘦肉、魚類、雞蛋及黃豆製品等，再吃米飯及蔬菜，千萬不要在開始進食時就喝了一大碗湯，那後面大概也吃不下其他高蛋白質或高熱量的食物，這樣營養的攝取是不夠的。此外，根據臨床觀察，大多數病人在化學治療期間，早晨時段食慾較好，所以，也可以把握早餐進食的黃金時間，提高蛋白質攝取比例以補充營養。

案例中許先生的太太，認為癌症病人要吃得健康一點，所以在烹煮食物方面採取非常健康的養生飲食，但是對接受化學治療的病人來說，一則是因為藥物的作用可能會讓他有噁心感，甚至味覺改變而導致食慾低落，再者，許先生本來飲食習慣就偏好重口味，許太太驟然將烹調內容完全改變，更引不起他的食慾。

我們通常建議病人及家屬在接受化學或放射治療期間，不要做太多飲食限制，要採取高熱量、高蛋白質的飲食原則，一定要攝取比平常更多的肉類、蛋白質。至於口味方面則視患者原本飲食習慣而定，如果完全顛覆原本飲食口味加以限制，讓病人完全提不起「吃東西」的慾望也不好，所有的養身方法、飲食調整，等全部療程結束再開始循序漸進吧！

需依便祕或腹瀉症狀改變飲食

便祕和腹瀉雖是兩種相反情況，卻常在接受化學治療的病友身上間隔性出現。這是由於治療的藥物常會導致腸道黏膜受損，或因腸道受到刺激蠕動過快，而造成排便情況的不穩定。在腹瀉時最好減少高纖食物，如：全穀類、豆類及蔬菜的攝取，而香蕉、木瓜、鳳梨等也是容易促進排便的水果，也要暫時避免。便祕時除反向而行外，如果體力允許下，應做些適量簡易運動，如：散步、伸展操等，都能幫助腸道蠕動有利排便。

知識便利貼

化學及放射治療期間飲食原則：首重高蛋白質及高熱量飲食，而高蛋白飲食也可提升因治療而造成的白血球低落；進食方式宜採少量多餐、飯後兩小時內盡量不要平躺；應適度運動，以增進腸蠕動。放射治療期間注意皮膚照顧：勿摩擦或刮刷治療部位的皮膚，不要在治療部位塗抹化學藥品、肥皂、痱子粉。

Q 31

治療結束時，我要怎麼保養才不會復發或轉移？

治療結束後，患者最擔心的是會不會復發？這是醫生也無法保證或有答案的問題，但為了監測疾病的復發及轉移，定期的返院追蹤是最重要的關鍵。

案例分享：王女士

定期追蹤才能及時發現

王女士，直腸癌第三期病患，接受過放射治療合併化學治療，手術後也接受了十二次完整化學治療療程。她非常聽從醫師指示及安排，每三個月定期回診，該抽血時就抽血驗 CEA，該做腹部超音波或電腦斷層掃描就接受檢查，也按照時間定期追蹤大腸鏡，如此平安過了四年，但不幸在滿第五年的檢查中，腹部電腦斷層掃描發現了一顆轉移腫瘤，進一步檢查及評估後，確認為單一轉移也適合手術切除，剩餘肝臟仍能正常運作。所以王女士同意醫師的治療計畫，接受肝臟腫瘤切除手術後，又積極的接受術後化學治療及標靶治療。現已平安追蹤滿五年了。

大腸直腸癌患者接受治療後，其實最難平復的不是身體的傷口或化學治療帶來的不適，他們心中最大的牽掛，是癌症會不會轉移？會不會復發？這個問題常讓病人提心吊膽，甚至焦慮到必須靠安眠藥才能入睡。

定期追蹤是早期發現腫瘤復發的不二法門

雖然大腸直腸癌的治癒率非常高，但畢竟不是百分之百，所以我都告訴病人，只要接受正統醫療，完整做完醫師對你的治療計劃，包括手術及化學治療，都認真的配合完成，疾病就會獲得最佳控制。

現今醫療尚未找到一個最佳工具或者方法，來百分之百預測及防範癌症的轉移或復發，醫師僅能就目前國際上及臨床上的研究證據及治療經驗，給予患者最好的選擇；對所有能先手術治療的患者，盡力以最新穎的醫療儀器及手術技術將腫瘤完整廓清，對需要輔助性化學治療的病況，則給予適切的藥物，降低癌症復發或轉移的機率。

後續保養的方式，除了正常飲食及適當運動外，就是讓自己趕快回復原本正常的生活軌道，回歸罹病前的生活步調或工作崗位，這是對身心層面朝向正向發展的最大幫助。另一個保養方式，就是遵從醫師的安排，定期返院追蹤，因為經由定期的追蹤檢查，對於疾病的復發或轉移，可以早期發現，就如同早期防癌篩檢的觀念一樣，星星之火要早早撲滅，避免燎原。

知識便利貼

現今醫療尚無最佳工具或方法可百分之百預測、防範癌症的轉移及復發，患者只要接受正統醫療並認真配合，就能讓疾病獲得控制，並將癌症復發或轉移的機率降到最低。後續保養的不二法則就是讓自己儘快回復罹病前的生活軌道、正常飲食、適當運動及定期返院追蹤檢查。

Q32 定期追蹤要多久做一次？要做哪些檢查呢？

大腸直腸癌治療好了以後，一切回復正常，但是癌細胞復發的風險仍舊存在，因此後續的定期追蹤非常重要，從術後的三個月到滿五年的期間，醫師會定期安排各項檢查，患者最重要的事就是配合的定期返診。

雖然各醫院訂定的追蹤時間不盡相同，但一般而言，追蹤檢查項目相去不遠。

手術後的前兩年需每三個月返診

根據研究，大腸直腸癌患者手術後最常發生疾病復發或轉移的時間是在頭兩年，所以手術後的前兩年，會希望患者每三個月返診一次，抽血檢測腫瘤標記 CEA；每滿六個月時，除了抽血測 CEA，要加做胸部 X 光攝影及腹部超音波／腹部電腦斷層掃描（此二項檢查擇一即可）。

手術後滿一年要做一次大腸鏡檢查（若手術前未全程做完大腸鏡者，手術後三個月要先加做一次），若正常，可二至三年再重複此項檢查即可。

手術後的第三年起至第五年，可每六個月返診

手術後的第三年起到第五年，可延長到每六個月返診追蹤，檢查項目仍為抽血測CEA、胸部X光攝影及腹部超音波／腹部電腦斷層掃描（此二項檢查每六個月交替做，擇一即可）。

這些檢查時間及項目都只是一個大致的追蹤原則，並非絕對，因為每個患者的情況及治療並不是都一成不變，醫師會因時制宜的對這些追蹤時間及檢查做調整，有必要時，也會輔以其他檢查做參考。

落實定期追蹤相當重要

關於追蹤的重要性，我本身有切身之痛及感受。我的祖父是大腸癌患者，在手術前未做完全程大腸鏡，而手術切除腫瘤後，也因為病況不需要接受化學治療，所以沒有認真定期追縱。一年後因為排便有血，又回院追

·大腸直腸癌手術後追蹤時程表·

追蹤項目	3個月	6個月	9個月	1年	1年3個月	1年6個月	1年9個月	2年	2年6個月	3年	3年6個月	4年	4年6個	5年
CEA	●	●	●	●	●	●	●	●	●	●	●	●	●	●
胸部X光		●		●		●		●	●	●	●	●	●	●
腹部電腦斷層掃描				●				●		●		●		●
腹部超音波		●				●			●		●		●	
大腸鏡檢查 ·如手術前未全程做完，術後三個月則需要再做一次 ·如手術後一年時檢查正常，則二～三年重複檢查一次（NCCN建議三年）	●			●						●				●

（表頭：時間）

資料來源：美國國家癌症治療指引（NCCN Clinical Practice Guidelines in Oncology）魏柏立整理

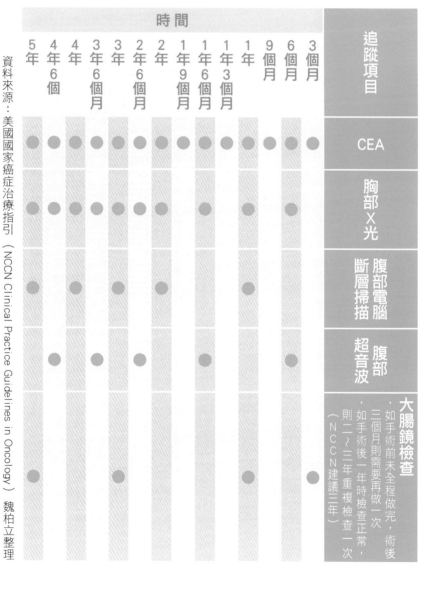

蹤檢查，發現肝臟有多顆腫瘤，進一步檢查後，才發現原來是升結腸處有另一顆腫瘤，造成肝臟的轉移，導致後續治療非常困難。

當時我還是一名學生，尚未投入大腸直腸癌的治療領域，對治療及追蹤檢查並不瞭解，現在回想起來，如果祖父能夠落實每三個月的定期追蹤，或許能早期發現另一顆大腸腫瘤並及早切除，也就不會發生後續轉移的情況了。祖父的病例，是我在治療病人時，常常跟患者分享的個案，我希望每位患者都能落實定期返診和追蹤，也能讓疾病達到最好的掌控。

Q33 罹患癌症需每年做正子攝影檢查確認癌細胞是否轉移嗎？

常會有患者及家屬向醫師詢問是否需要自費做正子攝影？事實上，不是每一位患者都要做，除非是臨床上已有其他檢查發現有遠端器官轉移時，醫師才會視患者病況建議。

正子攝影英文名稱為「Positron Emission Tomography」，簡稱PET。人體內的細胞需要葡萄糖代謝所產生的能量才能運作，癌細胞也是一樣的，而且它需要的能量更多。因此，PET的檢查原理就是將正子掃描藥物（FDG）打入體內，除了正常細胞會吸收外，癌細胞會吸收的更多，透過PET檢查發現體內哪些部位FDG濃度異常偏高，就可以懷疑該部位有癌細胞存在的可能性。這個檢查具有輕微輻射性，但沒有過敏性，對人體傷害極小。

正子攝影仍可能出現偽陽性機率

不過，正子攝影這項檢查還是有其侷限性，像是：肝癌、胃癌及胰臟癌等惡性腫瘤的準確率就不高。此外，若是體內某些器官或組織發炎也會吸收FDG而出現偽陽性；相反的，有些腫瘤細胞分化較完整、生長速度慢或太小，卻不見得會吸收FDG，可能就無法顯影，易被判斷為正常細胞。通常，我們會在患者經其他檢查已高度懷疑有遠端器官轉移時，才會建議再安排正子攝影，確診轉移處，或是否有其他多處器官轉移。

知識便利貼

PET和超音波、電腦斷層、核磁共振攝影檢查一樣，都屬影像醫學檢查，是非侵襲性，但同樣不能以一概全，只靠某一項檢查來當成全能的篩檢工具，除了醫師要評估臨床症狀外，更需要和其他檢查互相搭配，才可讓疾病無所遁形。

PART

3

及早發現，及早治療

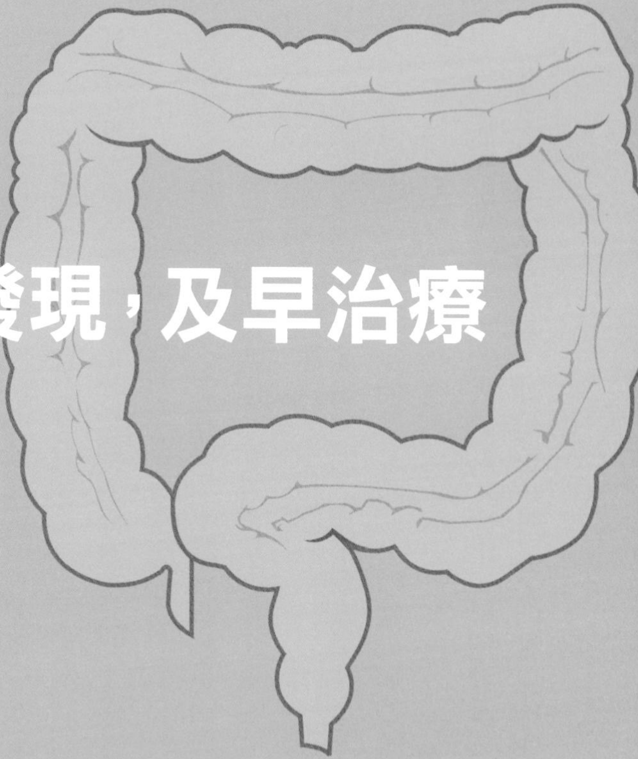

Q 34

定期做篩檢就可以提高治癒率？

瘜肉早期發現時就予以切除，已經被證實可有效降低九成的大腸直腸癌；而經由篩檢確診的大腸直腸癌中，早期癌佔的比率較高，所以定期篩檢確實可早期發現病變組織。

已經有許多的研究證據告訴我們，大腸直腸癌是由瘜肉轉變而來，但瘜肉或早期大腸直腸癌並無明顯症狀且潛伏期長。這也就是說，當大腸或直腸發現瘜肉、腫瘤時，可能要往回倒推五至十五年，因為那個時候體內的正常細胞恐怕就已經開始產生突變，只是默默進展令人無法察覺，直到癌細胞數量急劇惡化影響到身體正常功能，通常已經是較嚴重的情況。

所以，在瘜肉早期發現時就予以切除，已被證實可有效降低九成的大腸直腸癌；而經由篩檢確診的大腸直腸癌中，早期癌所佔的比率是高的。因此，推廣定期篩檢的目的，就是希望可以早期發現病變組織，當病變還

‧台灣與美國大腸癌期別分佈‧

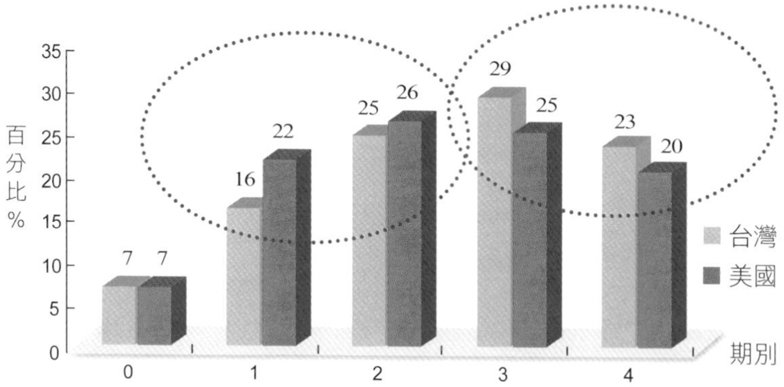

資料來源：
- 2009 年台灣癌症登記資料
- 2009 年美國 National Cancer Data Base (NCDB)

小的時候及早發現及早處理，通常治癒率很高；就像星火尚未燎原時就撲滅火勢，當然可以將傷害降至最低。

由上圖國民健康署所公佈的統計資料來看，國人罹患大腸癌時發生的期別，一至二期的患者較國外少，並且有一半以上的患者是三至四期時才被診斷。這個結果顯示出國人可能對自身的身體狀況警覺性較低，健康檢查及癌症篩檢的觀念亦仍待努力推動執行。

·篩檢發現的個案，早期所佔比率較高·

早期所佔 %			
	篩檢發現個案	非篩檢發現個案	差異
子宮頸癌（0-1 期）	90.8	69.5	21.3
乳癌（0-2 期）	82.8	69.8	13.0
口腔癌（0-1 期）	33.6	28.5	5.1
大腸癌（0-2 期）	55.1	43.0	12.1

資料來源：
- 台灣癌症登記資料庫（含原位癌）
- 子宮頸癌篩檢資料係取為 2009-2010 年資料，其他三癌則收 2008-2010 年資料。
- 早期癌的界定：子宮頸癌與口腔癌為第零到一期，乳癌及大腸癌為第零、一、二期。

·西元2005-2009年新診斷四種癌症五年期別存活率·

期別	乳癌	大腸癌	口腔癌（含口咽下咽）	子宮頸癌
第 0 期	97.3	85.4	76.5	96.4
第 1 期	95.5	81.5	77.8	84.0
第 2 期	89.1	71.8	68.2	62.2
第 3 期	70.6	56.6	51.4	39.0
第 4 期	25.2	10.1	32.8	17.6

備份：分析 2005-2009 年醫院申報四種癌症期別之五年存活資料（追蹤至 2010 年）

■ 七成存活率

定期篩檢確實是早期發現、早期治療癌症的有效方法。我們由另一份數據（如右頁圖）得知，民眾接受癌症篩檢而確診為大腸癌時，發現時的期別為早期癌（零至二期）的比率是比較高的；未做篩檢而確診為大腸癌的民眾，早期癌（零至二期）的比率較低。

由此可見，癌症篩檢確實提高了無症狀早期癌的診斷率，相對的，也降低了中、晚期癌（三至四期）的比率；所以，在治療上成功的比率當然也大大提升。

Q35

什麼是大腸直腸瘜肉？需要治療嗎？

雖然不是所有瘜肉都會轉變成大腸直腸癌，但以大腸鏡或影像學檢查發現瘜肉時，尚無法從大腸鏡的影像確認瘜肉屬性，所以一旦發現長了瘜肉，一定要做切除或切片檢查，以確定是良性或惡性，然後才能判定後續需不需要追加其他治療。

所謂大腸瘜肉是指腸道黏膜表面的突出物。大腸直腸瘜肉有多種形態，不是所有腸道瘜肉都會演變為惡性腫瘤，因此並非腸道長了瘜肉就一定會得到腸癌。目前醫學研究證據可確認的是，腺性瘜肉會演化成大腸癌，這個轉變期約需五至十年的時間。通常瘜肉不會出現明顯的症狀，一般人通常是在體檢時，或作大腸直腸檢查時才會發現。少數瘜肉體積長得較大時，偶爾有出血情況而使糞便產生潛血反應，而瘜肉愈大，癌化的可能性就會提高。

腺性瘜肉是大腸癌病變前身

臨床上大腸直腸瘜肉可分為兩大類：腺瘤性瘜肉及增生性瘜肉。腺瘤性瘜肉可再細分為管狀腺瘤（tubular adenoma）、管絨毛狀腺瘤（tubulovillous adenoma）、絨毛狀腺瘤（villous adenoma）等三類。大於二公分的腺瘤性瘜肉發生癌變機率很高，是大腸直腸癌的高危險群，因此定期篩檢及早切除治療，是降低大腸直腸癌的預防之道。

目前增生性瘜肉被認為不具癌變的能力，但傳統大腸鏡無法判別增生性瘜肉與腺瘤性瘜肉的區別，因此目前新式的大腸鏡：窄頻影像內視鏡Narrow band imaging（NBI），可藉由特定光頻照射，使腸道黏膜、瘜肉等產生類似染色效果，加上放大內視鏡（magnifying endoscopy）可將標的物放大八十倍，即可清楚地顯現瘜肉表面紋路、黏膜表層病變，以及微血管病變等等，如此便可早期找出腸道黏膜的微小病變與肉眼無法分辨的早期癌，輕易判別是增生性瘜肉或腺瘤性瘜肉。

三種不能切除瘜肉的情形

腺性瘜肉只能經由大腸鏡檢查的方式，才能被診斷出來，只要它長得夠大，在體內存在夠久，就有很大的機率變成大腸直腸癌，所以只要發現有瘜肉，就需要做切除及切片檢查，這種預防性的作法可以降低成為大腸直腸癌的候選機率，在做大腸鏡檢查時大多數的瘜肉都會被切除，但仍有少部分例外，這往往讓民眾感到疑惑。

在做大腸鏡檢查的過程中發現有腸道瘜肉時，醫師大多會切除瘜肉，不切除的原因是因為有些瘜肉已有癌化特徵，所以只做切片病理檢查；有些則是健康檢查中心不做大腸鏡瘜肉切除手術，因為這是屬於治療行為。

醫師不執行瘜肉切除的三種情形：

1. 瘜肉本身的特性。當瘜肉已經有明顯癌化的特徵，且瘜肉長得太大，範圍太廣、瘜肉生長的位置又是大腸鏡切除難以執行時，醫師多半會以切片檢查來取代切除，然後再依病理檢查的結果提供醫療建議。

2. 患者本身的條件導致瘜肉無法切除。最常見的狀況是患者有其他疾病，且正在服用抗凝血藥物，或是檢查前的腸道清潔不足，導致無法進行切除。

3. 醫療單位的設備及條件。醫療單位的設備不足是較少見的情形，但大部分的健檢中心只提供健康檢查服務，並不負責執行瘜肉切除的醫療行為，必須轉至有執行切除瘜肉的醫院進行切除。

知識便利貼

大腸直腸瘜肉可分為腺瘤性瘜肉及增生性瘜肉，增生性瘜肉不具癌變的能力，而大於二公分的腺瘤性瘜肉發生癌變機率很高，早期切除治療是降低大腸直腸癌的預防之道。新式大腸鏡：窄頻影像內視鏡 Narrow band imaging（NBI），可藉由特定光頻照射，使腸道黏膜、瘜肉等產生類似染色效果，加上放大內視鏡（magnifying endoscopy）可將標的物放大八十倍，即可輕易判別是增生性瘜肉或腺瘤性瘜肉。因此窄頻影像內視鏡又被稱為「數位化染色內視鏡」。

Q36 瘜肉切除後還要做完整腸道手術嗎？

經大腸鏡檢查發現的大腸直腸瘜肉，多半都會進行切除，以確認瘜肉是良性或惡性，若發現有癌變情況，在某些情況下，醫師會建議再進一步做完整腸道手術，提供安全治療。

案例分享：王女士

瘜肉切除後界線離癌變組織太近

王女士，糞便潛血篩檢報告為陽性，因此做了大腸鏡檢查，發現升結腸處有一顆三公分瘜肉，在大腸鏡檢查的同時予以切除。經病理科醫師透過顯微鏡的檢查發現，這顆瘜肉已經有癌化現象，雖然該瘜肉已整顆切除，但切除界線離癌變組織太近，沒有足夠的安全距離，為避免癌症再度復發，需要再進行完整的大腸手術，確保整體治療及正確疾病分期。

案例分享：張女士

瘜肉中的小血管癌變

張女士，在做了大腸鏡檢查後，發現一顆一點五公分的瘜肉，瘜肉在大腸鏡下完整切除後經病理科醫師檢查，瘜肉與切除界線有足夠的安全距離，但瘜肉中的小血管（Lymph-Vascular Invasion）有癌變，所以後續又再為她進行完整的手術治療。最終手術切除後的病理報告也同時證實，雖然原發病灶處已無殘餘腫瘤，但附近的淋巴結群，經切除後發現已有癌細胞侵犯，如此一來，癌症分期即變為第三期。

案例分享：彭先生

瘜肉切除後的後續追蹤

彭先生，同樣因糞便潛血篩檢陽性而進行大腸鏡檢查，發現了一顆一點五公分瘜肉，在大腸鏡檢查的同時予以完整切除，並經病理科醫師進行病理檢查，發現這顆瘜肉雖然有癌化現象，但因切除邊緣離癌變組織有足夠的安全距離，而且癌變組織並沒有侵犯小血管或微淋巴管，因此不需要進一步手術。但這類患者的後續追蹤需更為謹慎，建議瘜肉切除後滿一年要再接受大腸鏡檢查，若未發現瘜肉，則可延長到三年再做一次，若經醫師評估檢查結果無特殊變化，則五年再做大腸鏡檢查即可。

目前臨床醫學瞭解，大部分的大腸直腸癌是經由腺瘤而形成的，因此當大腸鏡檢查的過程中發現有瘜肉時，醫師大多會建議進行瘜肉的切除或切片檢查。

完整腸道手術可提供安全治療

所有被切除或切片的大腸直腸瘜肉都會先送去做病理檢查，若檢查結果是良性瘜肉，患者只需要定期追蹤即可；若檢查結果發現瘜肉已具癌化的現象時，會進一步參考幾個病理檢查結果，再提供治療建議。首先，是癌化的瘜肉是否完整切除、切除的界線是否與癌化組織有足夠的安全距離。除此之外，也會觀察瘜肉中的小血管或淋巴管內有無癌症組織的侵犯。如果上述任何一項因子不符合條件，就必須考慮做完整腸道手術，才能提供安全治療及完整病理資訊。

知識便利貼

大腸直腸瘜肉切除後，仍考慮要做完整大腸手術，需符合以下三項因子：

1. 癌化的瘜肉是否完整切除。
2. 切除界線是否與癌化組織有足夠安全距離。
3. 瘜肉中的小血管或微淋巴管內有無癌症組織的浸犯。

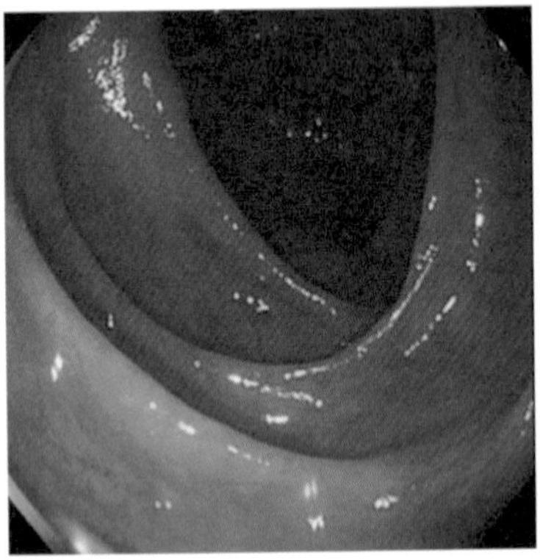
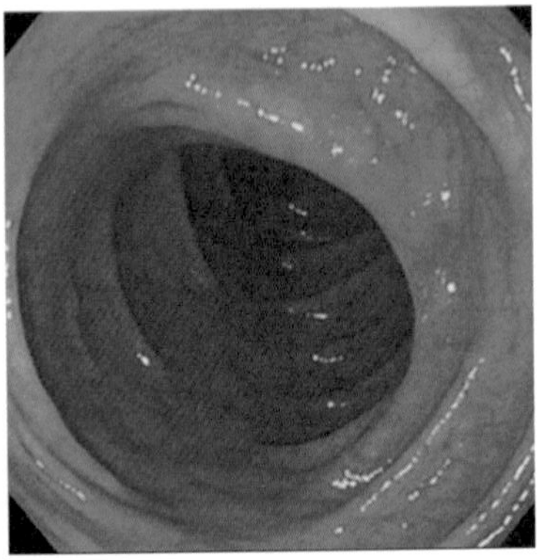

▲一般民眾大腸鏡下正常局部腸道的樣貌，這位民眾在檢查前腸道準備非常乾淨，沒有殘便。如果民眾接受大腸鏡檢查前都能配合檢查前指示，確實服用清腸藥物及進食原則，這樣不僅能在檢查時讓全腸道都能清楚的呈現在鏡頭下，萬一有瘜肉時，醫師也能在當下予以切除。

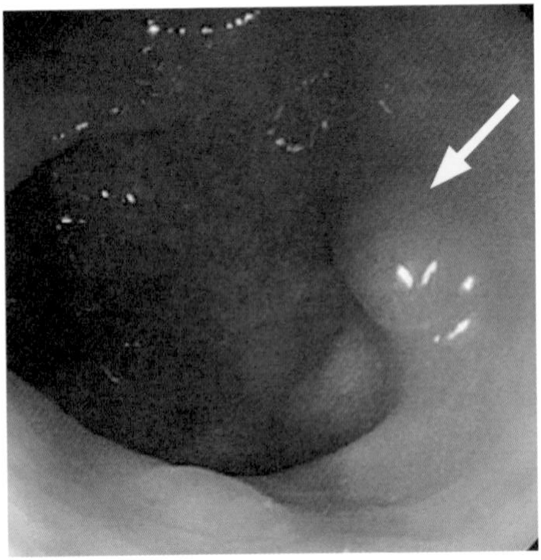

▲箭頭指的是一顆良性的腺性瘜肉，大小約零點三公分，在檢查時這位民眾腸道準備非常乾淨，所以執行檢查時，醫師就同時將它切除了。

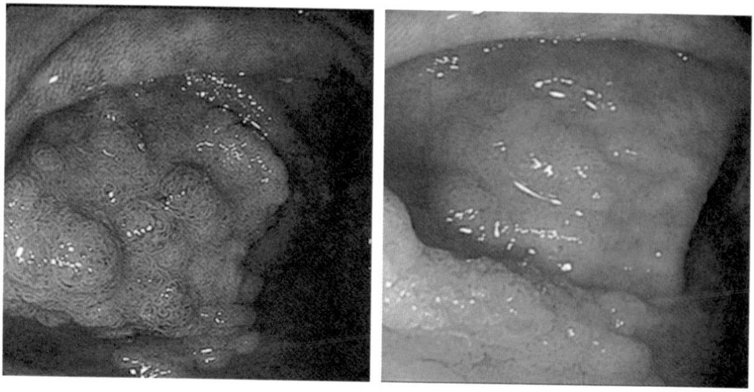

▲一顆四公分大的瘜肉的在不同角度下的兩個面相，在檢查時醫師無法以大腸鏡將它切除，所以患者在檢查後，必須進一步由外科醫師施予完整腸道手術，術後病理報告顯示未有癌化組織，這是一顆管狀絨毛腺瘤，屬於腺性瘜肉的一種。

雖然這位患者的腸道內有一顆這麼大的瘜肉，但本身並無任何腹痛或便血情形，他因為做了糞便潛血檢測呈陽性反應，所以才進一步接受大腸鏡檢查。

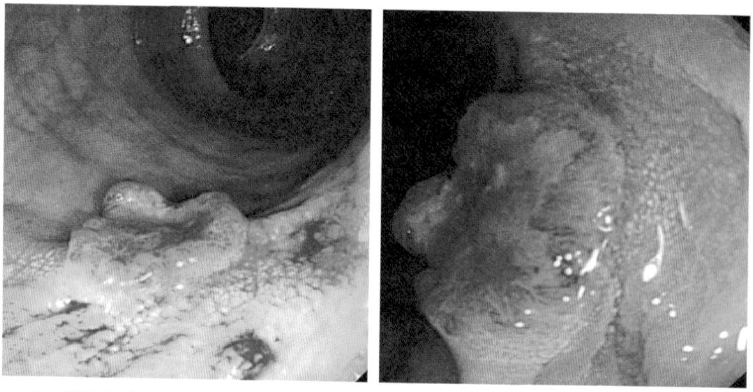

▲在不同角度下拍攝下來的直腸腫瘤，約一點三公分大小，在檢查時醫師發現這個病灶表面看起來不光滑平整，而且中間呈現潰瘍情形，外觀看起來就屬惡性病灶，所以檢查時未嘗試切除，僅予切片檢查，而後續病理報告也證實是癌症。

這位患者是一位七十歲的男性，本身無大腸直腸癌病史也無家族病史，無任何自覺症狀，同樣是在健康檢查時接受糞便潛血檢測呈陽性反應，所以才進一步做大腸鏡而發現病灶。

Q37 免費糞便潛血篩檢一定可以驗出大腸癌嗎？

衛福部提供的免費糞便潛血篩檢是最簡單、費用最便宜的篩檢工具，但仍有可能出現有偽陰性或偽陽性的狀況，因為採集糞便時剛好有痔瘡出血，或是大腸發炎性出血等狀況，結果容易成偽陽性；相反的，若腫瘤、瘜肉無出血，篩檢結果就會呈偽陰性。

案例分享：徐伯伯

大腸糞便篩檢仍有十五％偽陰性

徐伯伯七十二歲，因為常常感到呼吸很喘，就到胸腔科就診，經檢查後未發現胸部或心臟問題，倒是抽血結果發現血紅素過低，經安排進一步檢查，發現有一顆升結腸腫瘤。徐伯伯非常驚訝的說：「我每年做大腸糞便篩檢，都是陰性，怎麼會長腫瘤呢？」

善用免費的糞便潛血篩檢

衛生福利部目前提供的大腸癌篩檢，是每兩年一次的免費糞便潛血篩檢，五十至七十四歲的民眾可以利用政府的輔助，進行免費篩檢，這是最簡單、費用最便宜的篩檢工具。雖然現在政府強力推廣癌症篩檢，並有免費篩檢的服務，但其實糞便篩檢仍有偽陰性或偽陽性的狀況，因為檢查者如果採集糞便時，剛好有痔瘡出血或大腸發炎性出血等狀況，則結果容易成偽陽性；相反的，即使腸內有腫瘤或瘜肉，但腫瘤、瘜肉無出血狀況時，篩檢結果就會呈偽陰性。

所以，在臨床上碰到就診的患者，只要年紀超過五十歲，我都會鼓勵患者除了一定要做大腸癌糞便篩檢，最好也做大腸鏡檢查；如果是有大腸直腸癌家族病史的，更不可逃避，一定要做。

除了大腸鏡檢查外，還有其他的檢測工具：乙狀結腸鏡檢查、大腸鋇劑攝影檢查。但其中還是以大腸鏡的檢查結果最完整，它除了是一種檢查工具，也可以是治療工具；只要患者做大腸鏡前腸道的準備夠乾淨確實、沒有服用抗凝血劑，在做大腸鏡時若發現瘜肉，就可以直接做切片或瘜肉切除。

乙狀結腸鏡所看到的部位較短，大概只能檢查到距離肛門口六十公分的結腸下段及直腸部位，無法判定其他部位有無病灶。大腸鋇劑攝影則可以看到整體大腸外觀，但無法看到腸道內部實況，如果腸道內瘜肉或是病灶太小，並未造成腸道阻塞或變形，就很容易因此輕忽病況，而且若是真的發現異常，也無法直接進行切片或瘜肉切除，還是需要再安排一次大腸鏡檢查。

知識便利貼

全套大腸鏡檢查及半套大腸鏡檢查怎麼分？

「全套大腸鏡檢查」指的是全大腸鏡，檢查鏡自肛門口進入後，一路向體內緩緩進入，直到看到盲腸，這樣才屬於完整的大腸鏡檢查，最大的優點在於具有診斷及部分治療功能。

「半套大腸鏡檢查」則是指乙狀結腸鏡，檢查鏡自肛門口進入後，只能伸進腸道約六十公分，不能涵蓋到整個大腸，只能看到左側大腸，如乙狀結腸、降結腸及直腸。

・大腸篩檢工具的比較・

工具	說明	備註
糞便潛血檢查	・無侵入性。 ・最簡單、費用最便宜的篩檢工具。	國民健康署提供五十至七十四歲民眾，兩年一次免費檢查。**醫師建議：最好每年都做一次，兩年中間那次可自費檢查。**
大腸鏡檢查	・侵入性檢查。 ・可以看到完整大腸內部情形。 ・可以直接進行瘜肉或腫瘤切片，或是瘜肉切除。 ・最完整的診斷工具，也具備治療功能。 ・患者不適感較強烈。	

工具	說明	備註
乙狀結腸鏡	・侵入性檢查。 ・只能檢查到距離肛門口六十公分的左側結腸及直腸部位。無法判定其他部位有無病灶。 ・可以直接進行瘜肉或腫瘤切片，或瘜肉切除。 ・即俗稱半套大腸鏡。 ・患者比較不會不舒服。	醫師建議： 由於無法看到完整的腸道，有異常時則需做大腸鏡檢查。
大腸鋇劑攝影	・檢查時由肛門以灌腸方式灌入鋇劑，再以X光攝影，可以看到整個大腸的外觀。 ・病灶較大時或腸道結構異常，會造成腸道外觀變形，即可經由影像診斷出來。 ・無法看到腸道內部狀況。 ・對一公分以下的腫瘤或瘜肉診斷率較低。	醫師建議： 準確度較低，有異常時無法進行切片或切除治療，需再進一步做大腸鏡檢查。

製表人：魏柏立

Q38 大腸鏡檢查真的很痛嗎？可用抽血檢驗大腸癌指數替代嗎？

因腸道彎曲且有許多皺摺，腸鏡進入腸道時須隨時調整行進方向，有時候腸鏡會抵住腸壁，檢查時腸道也須注入空氣，都會導致疼痛，此時可以靠著檢查醫師小心謹慎的操作腸鏡避開，運用純熟的技巧及手法讓大腸鏡拉直，儘量不讓患者感覺疼痛。

案例分享：邱先生

抽血檢驗癌症指數有其盲點

邱先生五十多歲，平常工作忙碌，偶爾排便有出血情形，他也當痔瘡處理；每年公司體檢他也都做最簡便的項目，不曾做過大腸鏡檢查，只驗糞便潛血及大腸癌指數（CEA），結果都正常。後來，因排便疼痛及反覆出血一個多月就診，檢查後發現是直腸癌，在那同時，他的大腸癌指數（CEA）也都還在正常範圍。

有些患者會向醫師要求只抽血做CEA（carcinoembryonic antigen）檢查來鑑別是否罹癌，這是不恰當的。CEA是一種醣蛋白，對大腸直腸癌患者來說，它是最常見的一個腫瘤標記，但從我們的臨床經驗上，有遠處器官轉移的第四期患者中，仍有十五%的患者其CEA指數在正常範圍內；相反的，CEA升高也可能與身體其他的慢性疾病或其他器官的腺癌有關，例如肺癌、胃癌；另外，吸菸的民眾這個指數也會上升。由於不具專一性，所以臨床上不會把它當作篩檢或早期癌症診斷工具，只能在已確診的癌症患者，作為預後及治療過程中的一種參考數據。

大腸鏡檢查的重要性

國人罹患大腸直腸癌的比例節節上升，其實大腸直腸癌若能及早發現，在早期時的治癒機會相當高。但非常可惜的是，許多大腸直腸癌患者都是等到排便習慣明顯改變、長期便血或是體重劇烈下降後，才會到醫院

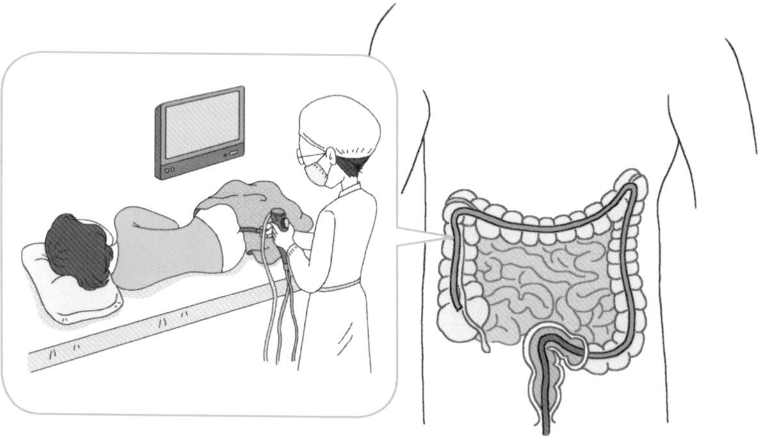

▲大腸鏡檢查方式

接受檢查，此時往往都已到達癌症的中末期，在治療上的困難性相對提高。

現今大腸直腸癌的診斷利器仍首推大腸鏡，醫師可藉由檢查過程直接檢視大腸組織，看是否有潰瘍、發炎或惡性腫瘤等問題，甚至在發現或懷疑異常時，立即做切片或瘜肉切除供病理分析診斷，因此其臨床價值無可取代。

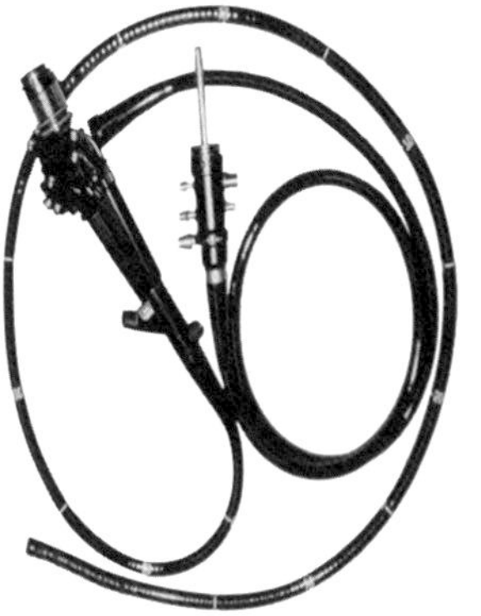

▲大腸鏡檢查管

為什麼做大腸鏡會痛？

大腸鏡檢查在國內一直無法順利推廣，無論是醫師已經認定民眾有疑似症狀必須要做，或是民眾年紀已達建議受檢年齡應該要做，國內民眾同意接受檢查的意願卻仍偏低，主要原因來自於民眾害怕檢查過程中所產生的劇烈疼痛，也因此不易達到早期診斷、早期治療的目標。

造成大腸鏡檢查會痛的原因如下：

1. 檢查時腸道注入空氣，腸壁被撐開而脹痛。大腸鏡檢查時會注入空氣以撐開腸壁，撐開後才能緩緩送入大腸鏡管路。
2. 因為大腸的腸道彎彎曲曲而且有許多皺摺，腸鏡進入腸道時須隨時調整行進方向，以至於有時候腸鏡會抵住腸壁，導致疼痛。
3. 大腸在檢查過程中因為過度伸張，會牽扯腸道系膜而造成疼痛。

這幾個因素除了可以靠著檢查醫師小心謹慎的操作腸鏡避開，也必須靠檢查醫師運用純熟的技巧及手法讓大腸鏡拉直，儘量以很短的長度做到大腸的盡頭——盲腸，才能不讓患者感覺疼痛。

但即使執行的醫師技術高超，也會因每個人對疼痛耐受度不同，所以，如果非常害怕疼痛的人，其實可以考慮採取麻醉的方式下進行檢查，即所謂「無痛大腸鏡檢查」。

知識便利貼

大腸直腸癌的診斷利器仍首推大腸鏡，可藉由檢查過程直接檢視大腸組織，甚至在發現或懷疑異常時，可以立即做切片或瘜肉切除供病理分析診斷，其臨床價值無可取代。CEA（carcinoembryonic antigen）是大腸直腸癌常用的腫瘤標記，但不具專一性，CEA 升高也可能與身體其他的慢性疾病或其他器官的腺癌有關，臨床上有 15% 的患者在已有遠處器官轉移時，CEA 指數仍然正常。

Q39

無痛大腸鏡檢查是否有風險？

為了讓大腸鏡能夠完整而詳細的檢查，需要受檢者充分配合。麻醉可以減少民眾在檢查過程中的不適。因此，雖然麻醉有某種程度的風險，但仍是一個可以考慮的方法。

如果一個精細檢查會造成患者疼痛不適，如何才能維持適當正確的姿勢與醫師好好配合呢？傳統上，患者大部分接受胃鏡、大腸鏡檢查時都是清醒的，但由於檢查過程的疼痛與不適，除了未罹病的正常人害怕檢查，連許多患者明明身體就已經出現了症狀，仍會躊躇不前；所以現在許多醫療院所都在推廣「無痛大腸鏡檢查」。

無痛方式的內視鏡檢查，並非新創立的檢查方式，早已行之有年，其目的是希望患者或受檢者，能在無痛或最少痛苦下完成詳盡的檢查，但目前國內全民健康保險並無此項給付，因此受檢者需自行負擔麻醉費用。

可注射麻醉藥劑以減緩疼痛

一般大腸鏡檢查前會給予兩種肌肉注射藥物，一種可使大腸蠕動減緩，另一種則為鎮靜作用；但事實上，在檢查過程中遇到疼痛時，鎮靜效果並無法止痛。而無痛大腸鏡檢查，則是使用作用快速且具短暫麻醉效力的藥物，以靜脈注射達到良好安全的麻醉效果，讓受檢者在接受大腸鏡檢查時，即使內視鏡在大腸內左撐、右扭，也只是覺得睡了一覺；且麻醉後的意識恢復快速，能夠很快的把患者叫醒。

每個人都適合用麻醉檢查嗎？

麻醉鎮靜方式的目的在於讓病患產生淺層意識喪失，而意識也只有輕度的壓抑，使病患仍有能力維持本身的呼吸通暢，但為安全起見，給予靜脈注射麻醉時，必須在檢查過程中全程使用生命徵象及血氧監視器，密切監視患者的心跳、呼吸、血壓、血中氧氣濃度。但不可諱言，對某些有心血管疾病患者，尤其是冠狀動脈疾病或是慢性阻塞性肺疾患者需要特別小心，一般建議這類患者不要以靜脈注射麻醉方式進行大腸鏡檢查。

麻醉是否可能會造成更多的併發症？

大腸鏡檢查有兩個主要的合併症——「腸道破裂」與「出血」。出血通常會發生在以大腸鏡做「切除瘜肉」的動作時，麻醉與否並不會增加出血的機率；但是是否會增加腸道破裂、穿孔的危險？根據許多大型的研究顯示，不管是使用無痛或傳統方式做大腸鏡檢查，發生腸穿孔合併症的機率，無明顯差異。

內視鏡大腸破裂的原因中，一部分是內視鏡鏡管本身造成的，原因是鏡子在大腸穿梭時，也許鏡頭碰撞，也許鏡身過度牽

知識便利貼

無論操作者或是被檢查者都希望大腸鏡檢查是完整詳細的，操作醫師希望受檢者能夠好好配合，讓醫師能夠從容、鉅細靡遺的檢查，而患者如果因為檢查造成的疼痛不適、躁動不停時，醫師也很難做出精準的檢查與治療。所以，如果為免除因為檢查造成的不舒服，且沒有重大併發症，為求得仔細、準確的檢查結果，基於人道立場，麻醉是可以被考慮及建議的。

扯大腸，而造成大腸破裂。另一部分是患者本身的條件——骨瘦如柴、長期臥床、患者曾經動過腹部手術等，也會增加腸道破裂的風險，但在經驗豐富的內視鏡醫師執行下，無痛大腸鏡並不會增加腸穿孔的機率。

Q40 哪些人容易罹患大腸直腸癌？

根據國民健康署統計，五十歲以上的國人，每三十二人有一人有大腸長瘜肉，每四百人有一人罹患大腸癌。

根據國民健康署於二〇一七年五月公佈的統計資料，大腸直腸癌已蟬聯九年國內罹癌人數冠軍，而且每年新增一萬多名病例，其中近九成是年齡超過五十歲的民眾，所以臨床上我們將民眾分為三大族群，每個族群都有其危險因子及接受篩檢的需要，但因危險因子的強弱不同，需要接受篩檢的檢查方式及時間點，也會有所差異。

一般危險群

通常是泛指五十歲以上，沒有任何症狀、沒有大腸直腸癌家族病史、本身也不曾有過其他危險因子的民眾。因為大腸直腸癌的發生率在四十至五十歲開始增加，較少發生於四十歲以下的病患。

誰是大腸直腸癌的高危險群？

1. 有瘜肉病史者：民眾做過大腸鏡檢查後，要注意自己的報告是否有發現瘜肉，如果瘜肉屬於超過一公分的腺性瘜肉，或者是經大腸鏡檢查切除後，病理報告顯示有局部癌變的瘜肉，甚至是整段腸道有多發性瘜肉、家族有多個成員有多發性瘜肉病史者，都是屬於較高風險，必須第二年需再檢查一次（甚至三到六個月，須由醫師評估）。另外，若檢查時瘜肉沒完全切除、或清腸不完全、未全程作完大腸鏡檢查者，務必遵循醫師指示再複檢。
2. 有大腸直腸癌病史者：已罹患大腸直腸癌，並已接受大腸直腸癌切除手術者。手術後仍應定期接受大腸鏡檢查。
3. 潰瘍性結腸炎患者：這是一種不明原因的大腸黏膜發炎，大都發生在遠端大腸或直腸。年輕時就罹患此病的患者，隨著罹病時間增長，惡性腫瘤出現的機率愈大，一般建議曾患全大腸潰瘍性腸炎十年以上，或有左結腸潰瘍性腸炎十五年以上病史者，應該每一至二年接受全大腸鏡檢查並切片，若發現癌前病變，則三個月後應重複檢查；如果仍持續發現病變組織，則應執行全大腸切除手術。

4. 家族成員有大腸癌直腸癌患者：家族中若有多位近親，如：父母、兄弟姐妹、子女是大腸直腸癌患者，則其他家族成員得大腸直腸癌之機率會比一般民眾高；而如果罹癌者的年紀較輕，則其他成員得腸癌之機會更高。所以，通常我們會建議這群民眾接受篩檢的年齡必須較一般民眾提早，以最年輕的罹癌成員年紀作為標準點，往前推估七至十年，就是其他未罹癌近親必須接受第一次大腸鏡篩檢之適當年齡；之後，每三年需重複以大腸鏡檢查篩檢一次。

具特殊遺傳性基因者

大腸直腸癌患者中有多方面的致病因子，除了最重要的環境因素之外，因基因遺傳而發病者佔了十五到三十％。遺傳性大腸直腸癌是指可以找到確切突變基因，導致遺傳此突變基因的家族成員會比一般人發病率高、且提早罹患腸癌（約在三十至四十歲），通常會有多位家庭成員受波及。因此這一類的民眾，監測及治療有賴於臨床醫師的警覺，一旦懷疑必須建議患者，以及其他家族成員接受基因檢測，加強密集監測。較常見者為以下兩大類：

1. 遺傳性結腸癌有家族瘜肉症（Familial Adenomatous Polyposis, FAP）
2. Lynch 氏症，或稱遺傳性非瘜肉症大腸癌（Hereditary non-polyposis colorectal cancer, HNPCC）

知識便利貼

大腸直腸癌的高危險群：曾經有超過一公分的腺性瘜肉病史，或瘜肉切除後病理報告顯示有局部癌變、整段腸道有多發性瘜肉、家族有多個成員有多發性瘜肉病史、腸鏡檢查時瘜肉沒完全切除、本身或家族成員有大腸直腸癌病史，以及潰瘍性結腸炎患者。

Q41 家人罹患了大腸癌，我一定要每年都做大腸鏡檢查嗎？

容易罹患大腸直腸癌的族群分類，除了有大腸直腸癌家族史者，還包括民眾本身有瘜肉病史、大腸直腸癌病史、潰瘍性腸炎等，或具特殊遺傳性基因者，這群民眾罹癌的機會會比一般人高，所以須重視定期篩檢，包含大腸鏡檢查。

前文我們已經談過容易罹患大腸直腸癌的族群分類，而高危險群除了有大腸直腸癌家族史者，還包括本身有：瘜肉病史、大腸直腸癌病史、潰瘍性腸炎等，或具特殊遺傳性基因的民眾。這群民眾罹癌的機會會比一般人高，所以，除了需要特別注意生活作息規律、飲食正常外，更須重視定期篩檢。

然而，無論是哪種篩檢方法都有其優缺點，除了國家保險制度下成本效益的考量外，民眾受檢的方便性、舒適性及可近性，或是該在幾歲時開

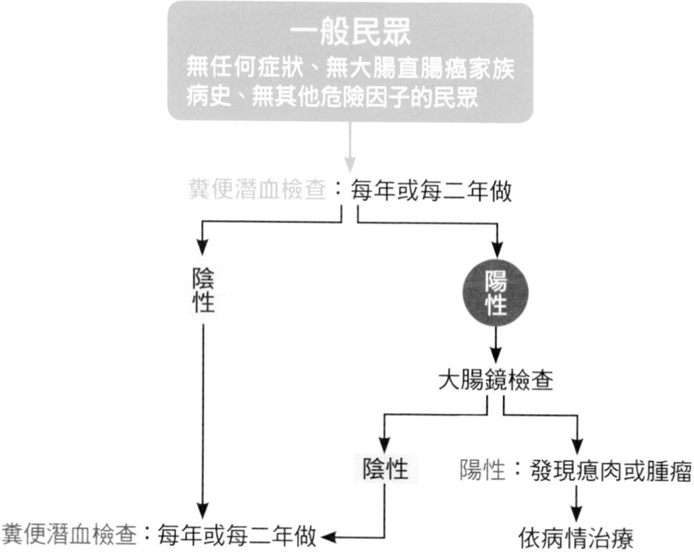

始做這些篩檢？又該幾年做一次檢查時？其實目前並沒有足夠的證據，來決定哪一個篩檢方法跟時間點是最完美的。

以下圖表是目前臨床上，針對各需要接受篩檢的族群，所做出一些建議的篩檢方式：

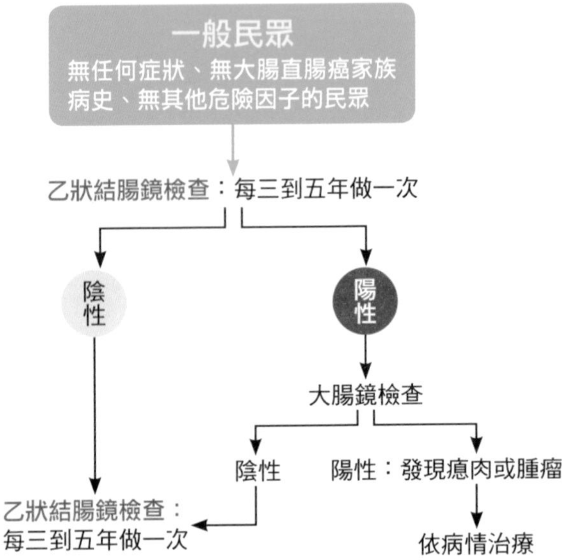
一般民眾
無任何症狀、無大腸直腸癌家族病史、無其他危險因子的民眾
乙狀結腸鏡檢查：每三到五年做一次
陰性
陽性
大腸鏡檢查
陰性
陽性：發現瘜肉或腫瘤
乙狀結腸鏡檢查：每三到五年做一次
依病情治療

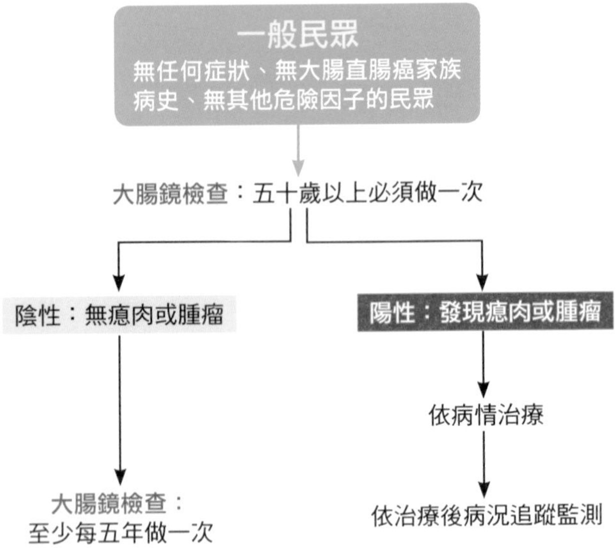
一般民眾
無任何症狀、無大腸直腸癌家族病史、無其他危險因子的民眾
大腸鏡檢查：五十歲以上必須做一次
陰性：無瘜肉或腫瘤
陽性：發現瘜肉或腫瘤
依病情治療
大腸鏡檢查：至少每五年做一次
依治療後病況追蹤監測

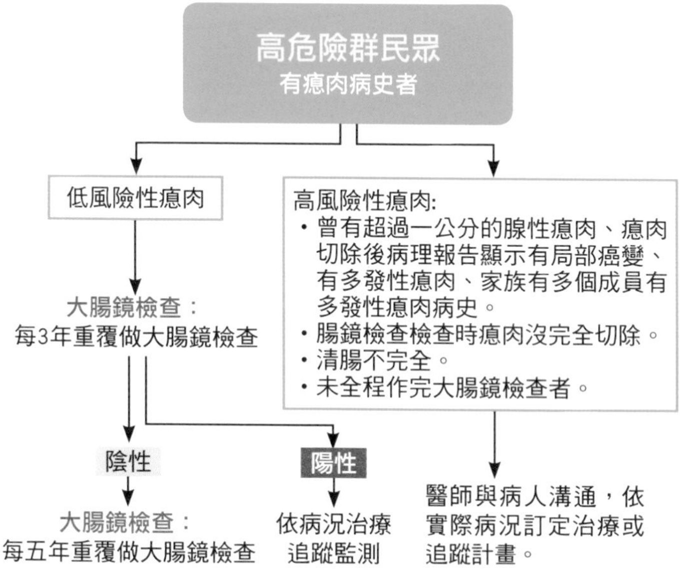
高危險群民眾
有瘜肉病史者
低風險性瘜肉
大腸鏡檢查：
每3年重覆做大腸鏡檢查
陰性
陽性
大腸鏡檢查：
每五年重覆做大腸鏡檢查
依病況治療
追蹤監測
高風險性瘜肉:
・曾有超過一公分的腺性瘜肉、瘜肉切除後病理報告顯示有局部癌變、有多發性瘜肉、家族有多個成員有多發性瘜肉病史。
・腸鏡檢查檢查時瘜肉沒完全切除。
・清腸不完全。
・未全程作完大腸鏡檢查者。
醫師與病人溝通，依實際病況訂定治療或追蹤計畫。

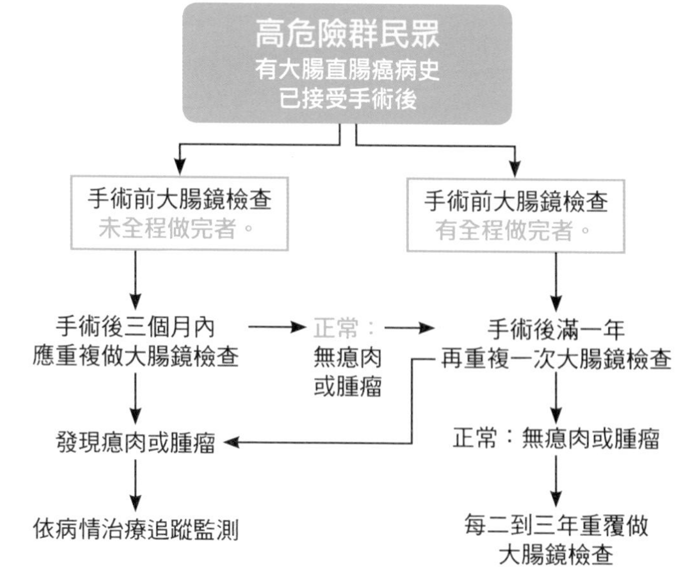
高危險群民眾
有大腸直腸癌病史
已接受手術後
手術前大腸鏡檢查
未全程做完者。
手術前大腸鏡檢查
有全程做完者。
手術後三個月內
應重複做大腸鏡檢查
正常：
無瘜肉
或腫瘤
手術後滿一年
再重複一次大腸鏡檢查
發現瘜肉或腫瘤
正常：無瘜肉或腫瘤
依病情治療追蹤監測
每二到三年重覆做
大腸鏡檢查

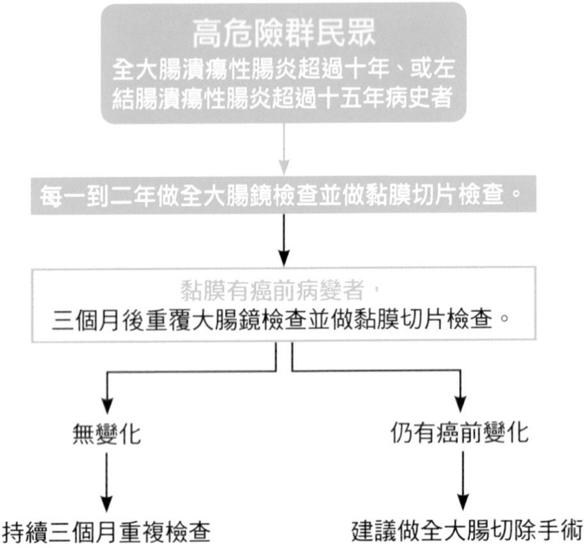
高危險群民眾
全大腸潰瘍性腸炎超過十年、或左
結腸潰瘍性腸炎超過十五年病史者
每一到二年做全大腸鏡檢查並做黏膜切片檢查。
黏膜有癌前病變者，
三個月後重覆大腸鏡檢查並做黏膜切片檢查。
無變化
仍有癌前變化
持續三個月重複檢查
建議做全大腸切除手術

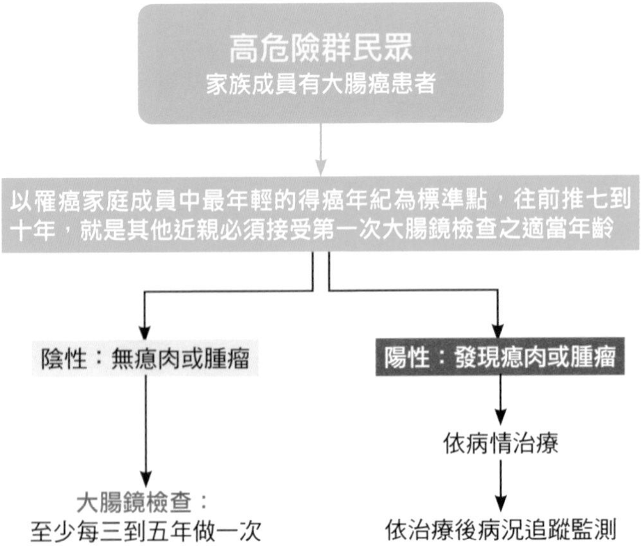
高危險群民眾
家族成員有大腸癌患者
以罹癌家庭成員中最年輕的得癌年紀為標準點，往前推七到
十年，就是其他近親必須接受第一次大腸鏡檢查之適當年齡
陰性：無瘜肉或腫瘤
陽性：發現瘜肉或腫瘤
依病情治療
大腸鏡檢查：
至少每三到五年做一次
依治療後病況追蹤監測

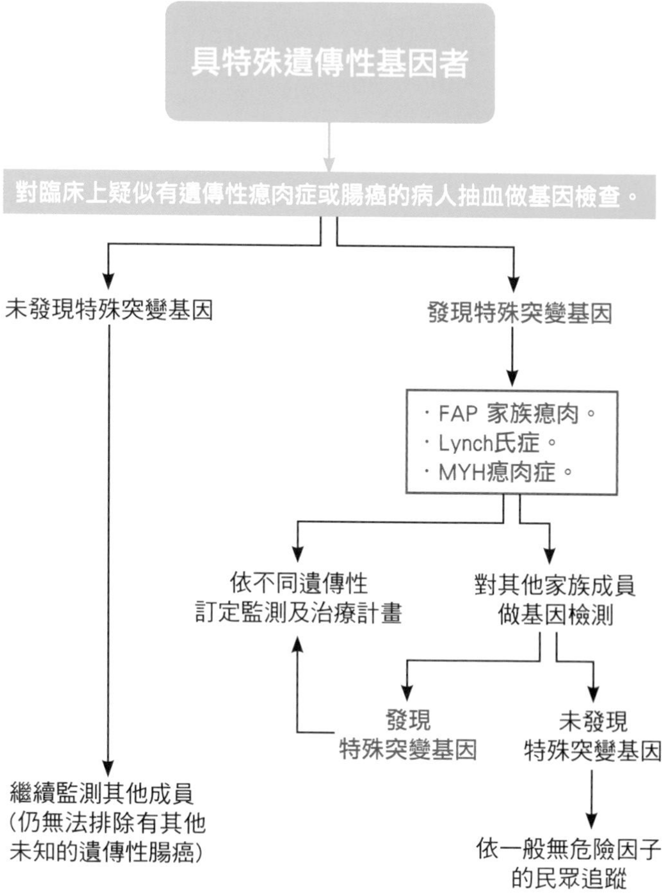
具特殊遺傳性基因者
對臨床上疑似有遺傳性瘜肉症或腸癌的病人抽血做基因檢查。
未發現特殊突變基因
發現特殊突變基因
・FAP 家族瘜肉。
・Lynch氏症。
・MYH瘜肉症。
依不同遺傳性
訂定監測及治療計畫
對其他家族成員
做基因檢測
發現
特殊突變基因
未發現
特殊突變基因
繼續監測其他成員
(仍無法排除有其他
未知的遺傳性腸癌)
依一般無危險因子
的民眾追蹤

PART

4

遠離大腸直腸癌有撇步

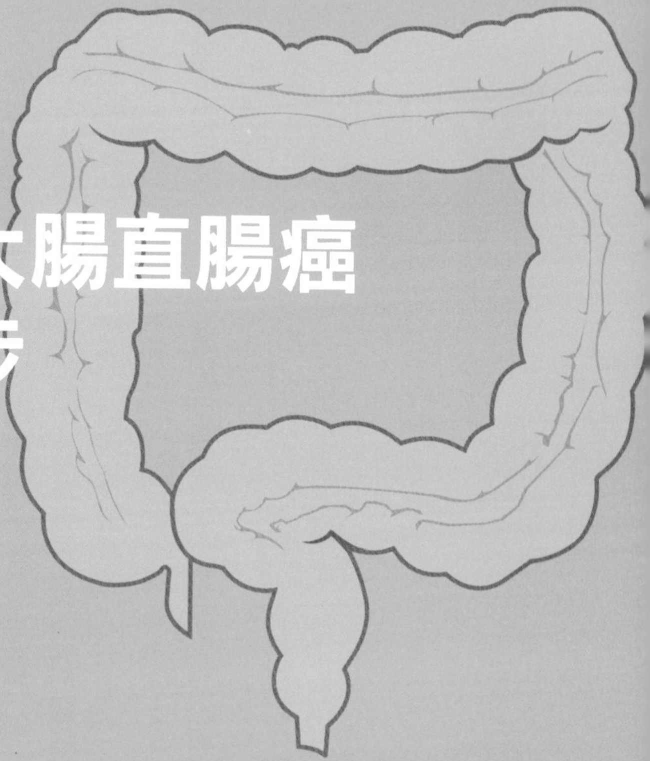

Q
42

「蔬果579」到底該怎麼吃？吃全素是否更好？

所謂的蔬果579是衛福部提倡的每日蔬果建議攝取量，不過也因每個人年紀不同而需求不同；素食者罹患腸癌的機率可能較肉食者稍低，但不代表「吃素」絕對不會罹癌。

所謂「蔬果579」是指每個人一天建議攝取的蔬果份量，要依據性別及年齡需求不同，分成以下組合：

兒童（十二歲以下）	每日建議五份蔬果（蔬果三份＋水果二份）
女性（十二歲以上）	每日建議七份蔬果（蔬果四份＋水果三份）
男性（十二歲以上）	每日建議九份蔬果（蔬果五份＋水果四份）

蔬菜一份約為一百公克，煮熟後約為半碗份量；水果一份則約為一個拳頭大小。由於糖分、熱量及營養素組成不同，因此要注意絕不可以用水果取代蔬菜的份量。

已有許多科學證據顯示，蔬菜及水果中的植化素（phytochemicals）具有很強抗氧化能力，可以保護正常細胞免於自由基的攻擊，進而降低細胞病變的機率，多吃蔬果可以降低癌症發生機率，植化素即扮演功不可沒的角色。

不過，不同顏色蔬果通常含有不同種類植化素，若攝取時能把握「彩虹原則」，多種顏色多樣化攝取，就更能在體內建造一張強而有力的防護網，降低罹癌風險。

要常吃的八大類超級防癌食物

美國癌症研究院（AICR）在回顧四千五百多份研究後發現，每天攝取五份以上蔬果，可降低二十％罹癌風險。且某些食物中含有抑制癌症基因的化學物質，建議利用八大類蔬果中所含維生素和天然抗癌物質，達到防癌、抗癌目的。

洋蔥類	大蒜、洋蔥、韭菜、蘆筍、青蔥等。
十字花科	花椰菜、甘藍菜、芥菜、蘿蔔等。
堅果和種子	核桃、松子、開心果、芝麻、杏仁、胡桃、南瓜子等。
穀類	玉米、燕麥、米、小麥等。
莢豆類	黃豆、青豆、豌豆等。
水果	柳橙、橘子、蘋果、哈密瓜、奇異果、西瓜、檸檬、葡萄柚、草莓、鳳梨、檸檬等各種水果。
茄科	蕃茄、馬鈴薯、蕃薯、甜菜。
繖狀花科	胡蘿蔔、芹菜、荷蘭芹、胡荽、蒔蘿等。
其他重要食物	小黃瓜、南瓜、萵苣、青椒、紅椒、菠菜、薑、薑黃等。

吃素也要兼顧健康均衡

「注重均衡飲食，多吃蔬菜、水果，少吃紅肉、油炸燒烤食物，可以『腸』保健康」是大腸直腸癌一級防護的預防守則，但不代表「吃素」絕對不會得到大腸直腸癌。能導致癌細胞生成的因素太多，素食者罹患大腸直腸癌的機率可能較肉食者稍低，但臨床上我們也碰過素食者在被診斷出大腸直腸癌時，就已是第四期患者。

很多全素食者並不是以新鮮蔬果為日常食用的素材，而是用素雞、素魚、素火腿等加工品，這樣不但吃下很多人工香料、添加物及味精，加工品中鈉含量也過高，會造成身體沉重負擔。此外，即使是吃當令生鮮蔬果，如果料理方式是高溫油炸、燒烤等，也會讓蔬果喪失原本的抗氧化能力。

要預防大腸直腸癌，飲食觀念、習慣及方法都很重要，想要降低罹癌風險，不一定要改吃全素，而應以均衡飲食攝取，佐以清淡烹調方式為主，才能保有食物抗氧化能力，避免致癌物質悄從口入。

知識便利貼

均衡飲食、腸保健康

定期癌症篩檢也是重要關鍵，不要以為自己非常注重養生，也有正確均衡的飲食，就忽略了篩檢的重要性，定期做篩檢及健康檢查也是大腸癌的防護重點。

二〇一八年三月最新版每日飲食指南

國健署二〇一八年三月公布最新版每日飲食指南，強調均衡飲食的重要性；國人營養調查結果顯示，民眾蔬菜水果攝取不足，蛋白質、澱粉常過量，因此建議民眾飲食習慣，應依飲食指南中之各類食物種類、份量、來源做調整改變。而近年研究亦顯示，蛋的攝取與血液中膽固醇濃度和罹患心血管疾病風險，較不具關聯性；全脂與低脂乳品好處相同。因此在新版每日飲食指南中，做了各類食物攝取份量多寡以及食物來源順序的調整。

（資料來源 衛生福利部國民健康署）

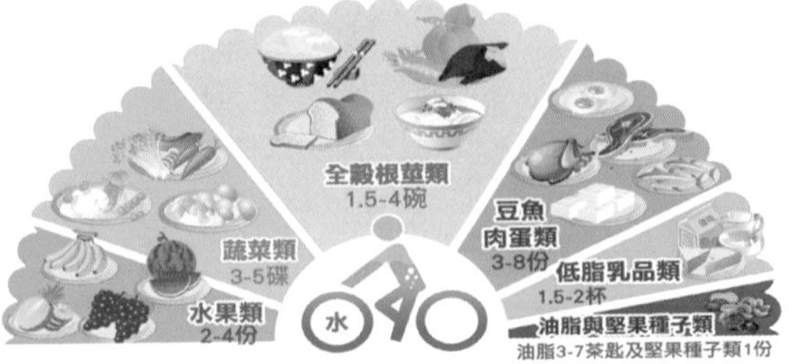
全穀根莖類
1.5-4碗
豆魚
肉蛋類
3-8份
低脂乳品類
1.5-2杯
油脂與堅果種子類
油脂3-7茶匙及堅果種子類1份
蔬菜類
3-5碟
水果類
2-4份
水

每日飲食指南

Q43 抽菸者更容易罹患大腸直腸癌嗎？

香菸是將烤乾菸草切成絲所製成，每支香菸經過燃燒後，可產生四千餘種化合物，包括尼古丁、焦油、一氧化碳及其他化學成分，大部分化合物會散播在空氣中，其中的一部分吸入肺部組織內，是造成健康問題的來源之一，也是造成癌症的元兇。

尼古丁、焦油是致癌元凶

尼古丁是一種毒性生物鹼，中樞神經興奮劑，有提神作用，也是造成香菸成癮的主要物質。焦油是一種啡黃色的黏性物質，一種致癌物。一氧化碳是無色無味的有毒氣體，會干擾氧氣交換利用，讓可利用的氧合血紅素（O2-Hb）下降，進而影響中樞神經系統功能。這類化合物對身體的影響很大，是各種癌症的元兇，當然也包括大腸直腸癌。

針對香菸的致癌性，其實也是我在治療大腸直腸癌患者時所關注的重點，因此，更致力於實驗室的研究，和臺北醫學大學的林時宜教授及張育嘉教授的研究團隊合作發現，人體的許多器官，都具有上皮細胞構造，在細胞與細胞之間有種蛋白質 E-cadherin 可維持彼此的聯結，一旦體內有癌細胞形成時，這種蛋白質可能會減少，因此癌細胞會不受限制地游離，進而轉移至其他器官。

研究結果證實，香菸中的尼古丁代謝物「亞硝胺酮（NNK）」，會讓大腸直腸癌細胞 E-cadherin 蛋白減少，提高癌細胞轉移能力。這個研究成果，我們曾在二〇〇九年六月份的《外科年鑑雜誌（Annals of Surgery）》國際期刊發表。

雖然目前還不知道戒菸後，究竟可以降低多少轉移風險，但可知的是，遠離香菸、二手菸或三手菸，能夠減少大腸癌轉移危機，同時避免影響部分標靶藥物治療成效。

抽菸者罹患結腸直腸癌風險高

「抽菸會增加大腸直腸癌細胞的轉移能力，破壞其他重要器官，增加死亡率」，國外也有不少研究證實抽菸與大腸直腸癌之間的關聯性。

二〇〇一年十月的《癌症流行病學生物標記及預防（Cancer Epidemiol Biomarkers Prev）》國際期刊所刊載的一份研究報告，證實抽菸的時間愈長，或者菸癮愈大，得到大腸直腸瘜肉和癌症機會就愈高。《Arch Intern Med》期刊研究指出，抽菸者罹患大腸直腸癌的風險會提高二至三倍，罹癌的平均年齡約下降五歲左右。

知識便利貼

研究結果證實，香菸中的尼古丁代謝物——亞硝胺酮（NNK），會讓大腸直腸癌細胞轉移能力提高。而國際期刊《Arch Intern Med》期刊研究指出，抽菸者罹患大腸直腸癌的風險會提高二至三倍，罹癌的平均年齡約下降五歲左右。

Q44 長期坐著不動的人，容易得到大腸直腸癌？

「要活就要動，愈動愈健康」，這已經是被奉為圭臬的健康箴言，同樣適用於預防大腸直腸癌的發生。運動量少的人，腸道蠕動能力較差，容易發生便祕，會增加糞便在腸道停留時間及提高腸黏膜暴露致癌物時間，導致大腸直腸癌發生的可能性。

研究已經證實，運動具有保護腸道的作用，即使每天散步、爬樓梯這類輕量運動，都可以加速腸道排泄物通過速度，降低致癌物和大腸黏膜接觸的時間，同時能夠降低體內胰島素的濃度，胰島素與大腸黏膜的化生反應與癌症發生有直接關聯。

運動量少的人，腸道蠕動能力較差，比較容易發生便祕，會增加糞便在腸道停留時間及提高腸黏膜暴露致癌物時間，導致大腸直腸癌發生的可能性。

日本國立癌症中心調查結果發現，男士運動量愈多，得到大腸直腸癌的風險越下降，運動量最大與運動量最小的組別相比，罹患大腸直腸癌比例減少三十一%。另一份由華盛頓大學及哈佛大學合作的研究報告，每週運動四小時以上的女性與運動少於一小時的女性比較，可降低四十%的大腸直腸癌罹患率。

世界癌症研究基金會（World Cancer Research Fund, WCRF）於二○○七年發布最新版的癌症預防及飲食建議，係由全球二十一位知名的專家、學者所主導的系統性文獻回顧，檢視七千個研究結果之後，訂出全球最具權威的癌症十大預防建議，其中有兩項建議與運動息息相關。

1. 在正常體重範圍內，儘可能維持苗條：體重增加和肥胖將會提高罹患癌症的風險，包括大腸直腸癌和乳癌。
2. 每天至少三十分鐘以上的運動：各種類型的運動皆有助防止癌症發生，包括大腸直腸癌和乳癌。

運動會降低大腸瘜肉發生率，減少致癌機會

運動與降低瘜肉發生率也有關聯。美國有一項涵括不同種族，近千人

的研究，約有三分之二是過重人士，五分之一為亞洲人，依照運動時間進行分組研究，近半數的人每週至少運動一小時，之後透過大腸鏡檢查發現，一週運動一小時以上的人，有大腸瘜肉的比率約為二十五％，而沒有運動的人的比率為三十三％，運動者得到大腸瘜肉的機會少了七％。

知識便利貼

運動具有保護腸道的作用，可加速腸道排泄物通過速度，降低致癌物和大腸黏膜接觸的時間；而華盛頓大學及哈佛大學合作的研究報告，每週運動四小時以上的女性，可降低四十％的大腸直腸癌罹患率。

Q45 少吃紅肉就能降低大腸直腸癌的罹患率？

紅肉裡面含有高量的動物性脂肪酸，如果攝取過多或料理方式的不當，就容易在體內形成自由基，提高致癌率；不論是白肉或紅肉，都可以多用煮、蒸的方式，營養上首要均衡，不要過量即可。

紅肉是泛指所有在烹飪前呈現紅色的肉類，例如：豬肉、牛肉、羊肉等，這些肉類除了蛋白質外，通常含有高量的動物性脂肪，也就是飽和脂肪酸。飽和脂肪酸及紅肉中的肌紅蛋白和鐵質，一旦攝取過多，或使用高溫油炸、燒烤等不當烹調方式，就容易在體內氧化產生大量自由基，進而提高致癌率。

不過，換個角度來說，紅肉中完整的胺基酸組成及富含鐵、鋅等礦物質，是白肉無法取而代之的，因此紅肉對身體好壞，其實是取決於每日攝取量及烹調方式罷了。若是能三餐更換不同肉類來源，且無論紅肉、白肉都要選擇「瘦肉」，再搭配蒸、煮、燉等方式烹調，就既能獲得優質蛋白質，也毋須擔心可能產生大量自由基問題了。

但是要注意一些紅肉加工肉品，像火腿、香腸所使用的亞硝胺防腐劑是致癌物，二〇一三年蘇黎世大學（University of Zunich）發表一篇針對四十萬人的飲食研究，每天吃加工肉品超過四十公克的人，罹患癌症風險高，死亡率要比少吃二十公克的加工肉品者高。像烤香腸，裡面含有亞硝胺，又經過長時間燒烤，經常食用會提高致癌率。

知識便利貼

燒烤油炸及加工添加物才是紅肉致癌關鍵

紅肉的顏色來源成分——肌紅蛋白，經過油炸、燒烤等高溫烹調後，會產生異環胺的生成，甚至包括致癌性物質多環芳香烴(polyaromatic hydeocarbons, PAHs)，這兩類芳香族物質經體內特殊酵素代謝後，有可能破壞細胞去氧核糖核酸(DNA)，致使發生突變，有致癌之虞。一公斤經過燒烤的牛排毒素，相當於吸六百根香菸。

Q46 補充益生菌有助於腸道保健？

益生菌可以改變腸內酸鹼度及腸內菌的比例，也能改善人體腸道內微生物生態的平衡，透過益生菌的補充，能增加腸道中好菌數量，抑制有害菌生長，所以我不排斥大家可以補充一些益生菌。

臨床上，我們一再強調高纖食物可降低大腸直腸癌的發生，原因是蔬菜、水果和全穀物中富含維生素、礦物質和食物纖維，在細胞培養和動物實驗中，這些成分都顯示對人體的益處。可能的原因是：能稀釋並加速可能的致癌物通過腸道和致癌物結合，能改變腸內酸鹼度，及腸內菌的比例等。其中，改變腸內酸鹼度及腸內菌的比例，靠的就是益生菌。

所謂益生菌（Probiotics）是指可改善人體腸道內微生態的平衡，並對人體有正面效益的活性微生物。益生菌主要是指乳酸菌和部分酵母菌，醫學報告顯示乳酸菌中的乳酸桿菌（Lacto bacillus）、雙叉菌

（Bifidobacterium）等，能有效中和多種造成胃腸道癌症的化學致癌劑（carcinogens）。龍根菌為乳酸菌的一種，研究指出，食用龍根菌（Bifidobacterium Longum）可保護腸道黏膜，且可抵抗消化道酵素破壞，使腸內環境保持酸性，抑制一些腐敗菌的增生；發酵後產生的消化酵素，也能幫助分解我們吃下去的食物。

・腸道中天使與魔鬼的戰爭・

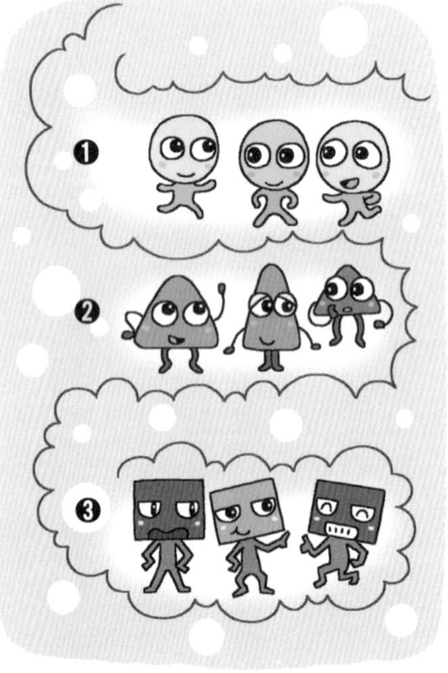

❶好菌
乳酸菌、比菲得氏菌

❷伺機菌
大腸菌、腸球菌、連鎖球菌

❸壞菌
夾膜梭菌、沙門氏菌、綠膿桿菌、金黃色葡萄球菌

·益菌與壞菌·

益菌 乳酸菌、雙歧桿菌等等

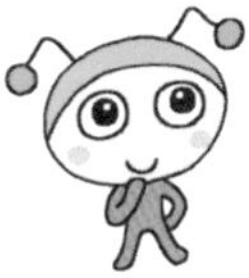

- 增進消化吸收
- 提高免疫力
- 合成維生素

→ 維持健康

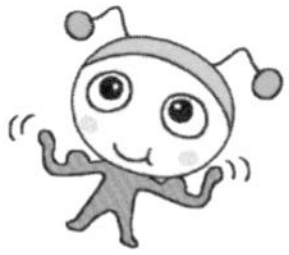

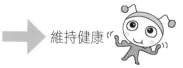

壞菌 魏氏梭菌等等

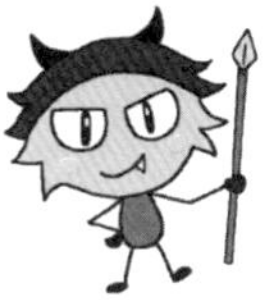

- 腸內腐敗
- 產生致癌性物質
- 產生臭氣

→

- 引發疾病
- 老化
- 便祕、皮膚粗糙
- 動脈硬化

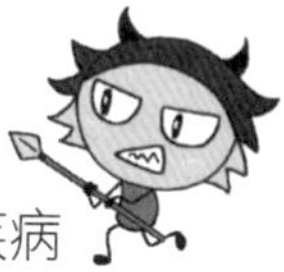

細菌偏好的腸內條件

1. 溫暖（36.5～37℃）！
2. 營養豐富！
3. 有水分！

腸內對細菌來說是容易繁殖的天堂！

·腸道菌相之變化·

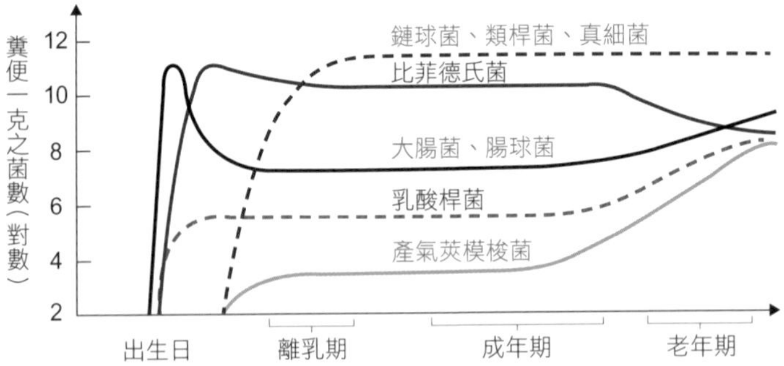

可惜隨著年齡增長及受到飲食習慣西化影響，一般成年人腸道中好菌大多少得可憐。因此透過益生菌的補充，能增加腸道中好菌數量，抑止有害菌生長；改善腸道蠕動狀況，預防便祕發生。

所以，目前以保健的角度來看，我並不排斥患者在合理的經濟能力許可下，補充一些益生菌。而吃了益生菌後為讓它們產生功效，就必須營造一個適合生存的環境，提供它們食物；益生菌的食物就是纖維質，例如：水果、穀類、牛蒡、菇類、豆類……等，益生菌可從中擷取養分，之後便能製造酸性物質，維持腸道環境的弱酸性，讓壞菌不容易生長，協助腸道菌叢平衡。

益生菌好處很多，市面上相關產品更

是琳瑯滿目，從乳酸菌飲品、益生菌粉包到益生菌膠囊等，都號稱具有腸道保健功效。**通常選擇以每單位的菌數含量越高、菌種數愈多者，功效會愈顯著**，建議可依照個人腸道狀況及經濟預算做適當選擇。

Q47

患有慢性廔管，可以不治療嗎？

當然不行。未經治療的廔管常會反覆膿瘍，長期廔管未接受手術治療的患者，有少數的人會發生惡性病變，導致廔管癌，所以一定要積極治療。

慢性廔管不可以置之不理

所謂肛門廔管是指肛門與會陰部位皮膚有一異常通道存在。造成的原因主要是因為肛門腺體發炎。正常人體會有七或八個肛門腺體，這些腺體的開口就在肛門口附近大約一點五公分處，當這些腺體被感染時，就會變成膿瘍然後進一步形成廔管，導致肛門周圍有分泌物，疼痛、腫脹、流血、搔癢，它通常發生在男性的機率比較多，尤其是三十至五十歲的民眾。

肛門廔管只有接受手術治療才能根本解決問題，未經治療的廔管常會反覆產生膿瘍，長期瘻管未接受手術治療的患者，有少數的機會會於瘻管中發生惡性病變導致瘻管癌。因此，除非患者有其他疾病無法接受麻醉及手術，否則，臨床上這類患者，我們都會建議要接受手術治療。

肛門瘻管術後照護要特別注意

很多人擔心肛門瘻管手術後會造成肛門失禁，其實除非是手術前因為病程過久，造成厲害的發炎而導致大部分括約肌壞死，或是屬於複雜性的瘻管，否則以現今的醫療技術來說，要造成手術後肛門失禁的機會很小。

瘻管手術後照顧和手術本身幾乎同等重要，比較特別的是，手術後傷口不予以縫合，應每日換藥三到四次，目的是讓傷口從深處慢慢癒合，避免表面皮膚過早密合，形成空間又讓膿瘍堆積。一般來說，傷口癒合的時間需要三至四週，若瘻管複雜度較高的，則需要更長的時間。

知識便利貼

正常人體會有七或八個肛門腺體，這些腺體的開口就在肛門口附近，當這些腺體被感染時，會變成膿瘍然後進一步形成瘻管，根治性的治療法唯有以手術方式切除；而長期瘻管未接受手術治療者，有少數機會會於瘻管中發生惡性病變。

Q48

糞便顏色、粗細或排氣臭味改變，可能都是腸道出狀況的警訊？

依體質及飲食習慣不同，每個人的糞便顏色、粗細及排便習慣本來就會有所差異；「屁」會有臭的氣味，多半與食物中含硫化氫有關，但當腸道出現病變時，糞便顏色是有可能會呈現暗紅色或深咖啡色，甚至伴隨黏液排出。

依據個人體質及飲食習慣不同，每個人的糞便顏色、粗細及排便習慣本來就會有所差異，但以一般多數情況而言，排便次數從一天三次到三天一次都屬正常範圍，且以褐色條狀物最為常見。糞便外型粗細與否，或是呈現泥狀、稀水狀，通常與吃的食物纖維質、飲水量多寡有關；如果大便有時粗粗的、有時細細的，那應該跟吃進去的食物量、種類有關；如果像羊大便一樣呈一顆一顆黑黑的，那就是水分喝得太少；如果呈現稀水狀或拉肚子次數較多，當然也可能是暫時性的腸胃道感染，或是跟情緒、壓力有關。

放臭屁不一定就是不健康

放屁則是腸道蠕動自然反應，每天放二十至三十次皆屬正常，排氣並不是壞事，胃腸科醫師還鑾鼓勵排氣，代表腸道蠕動正常。一般人對放臭屁很疑惑，特別是對連環臭屁很緊張，會不會和大腸直腸癌有直接關聯性？其實「屁」會有臭的氣味，多半與食物中含硫化氫有關，比如吃了洋蔥、大白菜、高麗菜、生薑、生蒜等，排出體外時就會出現硫化物的氣味。

當然，我們不能單以排氣的臭味程度來判定是否罹患大腸直腸癌，但是當腸道出現病變時，糞便顏色是有可能會呈現暗紅色或深咖啡色，甚至伴隨黏液排出。

很多民眾有上述症狀時，其實都是過於緊張擔心的，但我們也不能把所有症狀都歸因於這些因素就不管它，自己平常就應該養成觀察糞便的習慣，出現改變時，自己可以先做初步的評估並做些飲食內容、生活習慣調整，如果持續六週以上未改善就應就醫；就醫用藥後仍未進步，則可考慮做較深入的檢查，這點可和醫師討論、評估，透過醫師安排適合檢查，做出專業診斷，及早發現、及早治療。

Q49 排便常常有血，會不會就是大腸癌？

隨著電視媒體的大肆宣導腸癌的訊息，以及許多名人罹病的消息曝光，民眾對腸癌的警覺性確實提高了許多，造成各醫院的大腸直腸外科門庭若市。此外，健康意識的抬頭，也讓愈來愈多年輕人來到門診求助，因為發現自己大便帶血，就擔心得到大腸直腸癌。其實造成血便的因素很多，不一定是癌症。

糞便顏色不同則症狀迥異

排便中是否帶有血，一般而言從顏色深淺可以進行初步判斷；血色鮮紅：多半由痔瘡而來，因為痔瘡屬於血管組織，是肛門口附近的動脈、靜脈叢，基本上是每個人都有，當這些血管組織因長期腹壓太大，就會造成充血腫脹，時間久了，就形成痔瘡。而腹壓太大的原因，在女性大多是因為懷孕引起，其他最常見的原因，是很多人習慣在廁所看書報，坐在馬桶上時間過長；另外，在飲食及生活習慣方面，喜歡吃辣的食物或常飲酒，也是造成血管充血腫脹的誘因。

有些不愛吃蔬菜水果、喝水少的民眾，則容易便祕造成排便不順、需要「用力」解便，而愈常過度用力，就會讓肛門口血管叢充血腫脹，痔瘡就會變得更嚴重或常出血。通常排便時用力擠壓後造成的出血，較常呈鮮紅色、滴血或噴灑狀，而如果血色偏暗紅色甚至帶有黏液，則可能腸道內有腫瘤或瘜肉。

一旦發現便血，不要自行解讀症狀

民眾常常會問醫生，到底要怎麼判斷自己的症狀是不是腸癌？是看有沒有便血？還是觀察糞便粗細、稀糊？其實這些宣導教育請民眾注意的症狀，都有可能是腸癌會出現的徵兆，卻不是絕對；我們希望的是民眾提高自覺，若發現自身排便習慣跟以往有所不同，就應該就醫檢查，由醫師詳細問診評估（包括：飲食習慣、生活型態、工作壓力、精神狀態、腸癌家族病史、個人病史等）、予以肛門指診，並視患者年紀再評估是否安排進一步檢查。

現在民眾一發現便血現象警覺性已提高很多，發現便血時，大部分民眾都會很緊張並盡快就醫，此為好事，因為能夠由醫師評估、儘速查出便血原因，及早治療；但有的民眾仍會忽略其嚴重性，就當是痔瘡出血不以為意，認為擦擦痔瘡藥膏就沒事了，這是讓我們最擔心的；尤其是這些民眾若從未因這個症狀經醫師診斷評估，從未做過糞便篩檢或大腸鏡檢查，就可能會耽誤到真正有疾病的狀況。

知識便利貼

排便有血勿自行判斷僅是痔瘡出血，應就醫由醫師問診評估、肛門指診，並視患者年紀再評估是否安排進一步檢查。

Q50 後記：關於痔瘡的一些小問題

一般民眾排便有血，若血色鮮紅或者流血的狀況呈噴灑狀，或像水龍頭一樣一直流，這其實多半是痔瘡造成的，雖然還是要由醫師評估診斷，但就醫前先不要過於緊張。

痔瘡是肛門口附近的動脈、靜脈血管組織，因長期腹部壓力過大造成充血腫脹，時間久了後，反覆充血腫脹的血管彈性變差、血液回流不好，就形成肛門口外觀常見腫腫的凸出物。

痔瘡不會變成癌症

如果醫師診治檢查後確定是痔瘡，請不需要太過擔心，痔瘡不會變成癌症；它是血管組織，前文則提過，腸癌是黏膜層組織癌變而來，部分瘜肉才有可能進展成癌症。

通常痔瘡發作時的症狀不一定都以疼痛表現，出血較常見，而有些患者既不痛也沒出血現象，只感覺肛門處脹脹的，或是偶然在洗澡時摸到凸了一塊腫腫的東西才前來就醫。病人聽完診斷後常覺得不可思議地說：我又不痛怎麼可能是痔瘡？電視上得到痔瘡都是很痛的樣子啊！我都告訴病人：因為「痛」比較容易演給觀眾看，「流血」怎麼演？

許多民眾來到我的門診要求進行痔瘡手術，想要手術的理由很多：因為怕痔瘡放久了會變成癌症、痔瘡把肛門堵住了造成排便不順、肛門口突出一塊肉很醜；這些都不是手術的適應症，通常會被我回絕，而我也都乘機給予機會教育一番。

・痔瘡放久了會變成癌症嗎？

答案：不會。

・痔瘡把肛門堵住了造成排便不順？

答案：不會。痔瘡是由血管組織形成，是軟的，不會阻塞肛門；通常是民眾本身排便不順，糞便太乾太硬，一直用力或在馬桶上坐太久，造成肛門處血管充血腫脹形成痔瘡，所以應該反求諸己，看看自己是否蔬果或水分攝取不足，未確實採取「蔬果579」的攝取份量導致排便不順。

・肛門口凸出一塊肉很醜。

痔瘡切除手術會將過多的腫脹組織切除，但術後肛門處仍會保留一些皺褶性組織，不會修至完全平整，因為若修除到完全平整，等傷口癒合後，會出現肛門狹窄過緊的問題，造成排便困難、疼痛。所以假如沒有非手術不可的適應症，不需要為了美觀與否的問題進行手術。

痔瘡怎麼治療

一般而言，痔瘡都不需要手術，只要它沒有造成患者生活上的困擾：沒有常常出血、疼痛，只要在發作時局部使用藥物即可（痔瘡軟膏或痔瘡栓塞劑擇一使用）；如果發作次數頻繁、出血厲害，已影響到日常生活照顧、甚至貧血，則可考慮接受手術治療。通常我都告訴病人，最適合手術的時機，就是上述那些症狀已達到讓你深惡痛絕的地步時，就可以手術了；但有些病人雖然有上述症狀，但他可以與其和平共存，自己已有因應改善症狀的方法，不手術也是可以的，因為痔瘡不是癌症。

痔瘡手術術後疼痛是有名的，甚至比腸癌手術術後還要痛，尤其是術後第一週；而坊間有些標榜自費無痛痔瘡手術的院所，術後成效則尚有待商確。通常痔瘡手術都不是我給病患的第一個治療選項，與其考慮開刀切除，我都會建議病人先改變飲食習慣及生活作息以降低痔瘡發生的頻率，因為排便順暢，就不會用力解便也不用在馬桶上坐很久，肛門血管充血腫脹的機會自然就降低了。

- **調整飲食習慣**。依自己性別年齡所需，每天確實攝取足夠的蔬果；有些民眾說自己糞便像羊大便一顆一顆小小的，那就是蔬果量不足，纖維質不夠。（蔬果579，參考Q42）
- **蔬果足夠纖維質就足夠了，但不要忘記補充水分**，足夠的水分才能與纖維質作用，讓糞便的質地蓬鬆而容易排出；有些民眾說自己蔬果量確實足夠，但糞便質地卻仍硬硬的難以排出，這通常是水分不夠。另外，現在民眾為了養生，吃全素食的民眾不少，通常我建議民眾，記得要補充油脂，否則糞便仍易乾硬。
- **除了蔬果纖維質外，國人飲食習慣中嗜辣民眾不少**，還有應酬場合中大量飲酒的情況，如果痔瘡頻繁發作的民眾，請戒吃辣及飲酒的習慣，因為都會讓血管充血腫脹，加重痔瘡發作的頻率。
- **改變上廁所的習慣**。上廁所時的蹲姿或坐姿都會導致腹部壓力變大，進而造成骨盆腔及下半身血循變差，當骨盆腔及下半身血循不好時，肛門附近的血管組織就容易充血腫脹，導致痔瘡發作。建議：有強烈便意感時才進廁所，不要坐在馬桶上「醞釀」情緒等它（糞便），整個排變動作要在十分鐘內完成；如果在馬桶上坐了十分鐘仍未排便，或仍解不乾淨，也請起身離開廁所，分次解決是較佳選擇。另外，進廁所請不要帶書、報、手機、平板電腦，減少坐在馬桶的時間。

- **勿久坐，每個小時請起身稍事活動**，幾分鐘也好，減少腹部壓力。
- **痔瘡發作時，暫停會增加腹壓的運動**，例如：舉重、騎長程自行車。

生活中也許仍有其他生活習慣或運動會造成痔瘡頻繁發作，民眾可自行檢視自己的生活型態及飲食習慣並調整改變，如果上述條件都做到了，而痔瘡還是頻頻搗蛋，除了藥物舒緩症狀，可能還是需要手術治療。

知識便利貼

吃麻辣鍋、飲酒、坐馬桶超過十分鐘、採蹲姿如廁、用力解便（糞便太硬）、練重訓強練腹肌的運動或舉重、騎長程自行車等，是門診中常見讓民眾痔瘡頻繁發作的原因，改變及調整這些習慣後，大多數都能與痔瘡和平共存。

國家圖書館出版品預行編目（CIP）資料

大腸直腸癌關鍵 50 問 / 魏柏立作 . -- 初版 . -- 新北市 : 文經社 , 2018.08
面； 公分 . -- (Health ; 15)
ISBN 978-957-663-768-1(平裝)

1. 大腸癌 2. 問題集

415.569022　　107009371

文經社

Health 0015

大腸直腸癌關鍵 50 問（增修版）

作　　者 魏柏立
文字整理 陳雅雲
責任編輯 謝昭儀
校　　對 陳雅雲· 謝昭儀
封面設計 游萬國
版面設計 游萬國

主　　編 謝昭儀
副 主 編 連欣華
行銷統籌 林琬萍

出 版 社 文經出版社有限公司
地　　址 241 新北市三重區光復一段 61 巷 27 號 11 樓（鴻運大樓）
電　　話 (02)2278-3158、(02)2278-3338
傳　　真 (02)2278-3168
E - mail cosmax27@ms76.hinet.net

印　　刷 韋懋實業有限公司
法律顧問 鄭玉燦律師 電話 (02)291-55229

發 行 日 2018 年 8 月初版
定　　價 新台幣 320 元

Printed in Taiwan